有养方生

谷晓红 著

华夏出版社
HUAXIA PUBLISHING HOUSE

图书在版编目（CIP）数据

养生有方/谷晓红著. —北京：华夏出版社,2014.4（2015.7重印）
ISBN 978-7-5080-7926-4

Ⅰ.①养… Ⅱ.①谷… Ⅲ.①养生（中医）—基本知识 Ⅳ.①R212

中国版本图书馆CIP数据核字(2014)第000107号

养生有方

作　　者	谷晓红	
责任编辑	王占刚　张　瑾	
出版发行	华夏出版社	
经　　销	新华书店	
印　　刷	北京汇林印务有限公司	
装　　订	北京汇林印务有限公司	
版　　次	2014年4月北京第1版　2015年7月北京第2次印刷	
开　　本	670×970　1/16开	
印　　张	12	
字　　数	100千字	
定　　价	39.00元	

华夏出版社 网址:www.hxph.com.cn 地址：北京市东直门外香河园北里4号 邮编：100028
若发现本版图书有印装质量问题，请与我社营销中心联系调换。 电话：（010）64663331（转）

目录

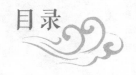

自序 / 1

第一部分 健商与健康规划 / 1

智商、情商、逆商，你知道健商吗？ / 3

健商是指人本身的遗传体质状态、对生命与健康的认知，以及身心健康的自我规划与管理的素质、能力的水平。

你离健康有多远？什么是健康？ / 5

体检中已经诊断出疾病了，那就是离健康远了。如果体检结果是亚健康，那离健康还不远。体壮曰健，心怡曰康。健康就是没有疾病且不虚弱，躯体、精神和社会适应能力良好的状态。

可以随时了解我的身体现状吗？ / 9

健康人应具有14项生理特征，我来帮你做个测试。我们不仅要知道是否有病，还要了解有无亚健康，我们可以在医生指导下管理健康。

人体生病的主要原因 / 27

吃得不当，粮食营养下降，情绪不好、睡眠不足、过度劳累、缺乏运动都会导致疾病，而健康观念比这些原因更重要的。现在，就来一次健康观念大审查吧。

养生之"养"的含义？ / 41

养生需要整体观念，综合保养、调养、补养、护养需要保持"童心"、"蚁食"、"龟欲"、"猴行"，保持一颗快乐而单纯的心态是健康的原动力。

第二部分 养生十一处方

一、情神养生处方 / 49

问：如果一个人总是抑郁的，该如何排解？

答：人靠的是精气神，在提升精气神的过程中养神最重要。养神重在养德，"德润身"，"仁者寿"，大德必得其寿。

二、四时养生处方 / 63

问：自然界有春夏秋冬，人怎样适应四时，保证健康？

答：春季顺时养生；夏季顺时养生；秋季顺时养生；冬天顺时养生。

三、环境养生处方 / 71

问：在日益恶化的生活环境中，人们应该怎样保护身体，尽量避免环境的伤害？

答：关注环境，注重护养，关注生活的细节。

四、起居养生处方 / 77

问：怎样的起居才能健康？

答：每天追逐太阳的人才能变得健康。

五、睡眠养生处方 / 85

问：怎样的睡眠才是健康的呢？

答：临床大量实例告诉我们，不睡子午觉，对健康有害。

六、饮食养生处方 / 89

问：民以食为天，有朋友说大多数疾病都是吃出来的？真的是这样吗？

答：是的，全球早逝群体中有47%的人是由于饮食失衡。

七、运动养生处方 / 125

　　问：长寿老人有百岁还在田间劳动和做家务的，但也有百岁老人从不运动，到底该怎样？

　　答：第一，运动要贵在适度与守度，循序渐进。第二，动静结合以调形养神。第三，以"衡法"来调和气血。第四，视年龄选择运动项目。

八、房事养生处方 / 139

　　问：历史上的皇帝虽然有许多养生方法，但由于有三宫六院七十二妃，还是让他们短命。那现代社会，还用房事养生吗？

　　答：房事不可无，成年人没有房事不利于养生；房事不可多，多了也不利于健康。

九、娱乐养生处方 / 143

　　问：琴棋书画是如何修身养性的？

　　答：琴（乐）棋书画，畅情抒志；旅游漫步，开阔胸怀；读书看报，消遣娱乐；花木鸟鱼，怡养性情；种兰布施，怡情宜性。

十、针灸、按摩养生处方 / 153

　　问：我认识的一位朋友其实没有病，可是最近他定时到医院的针灸推拿科找大夫保健，这是什么道理？

　　答：让我来教给你一些保健的穴位和疏通经络的简单方法。

十一、方药养生处方 / 167

问：我认识的一位老中医九十岁了，还在给病人看病，他哪里来的精力，老先生说，我四五十岁时就吃中药来保健了。不是说"是药三分毒"?怎么没病的人还要吃药保健呢? 家里有一些补药礼品，不知怎么用?

答：中药只有小部分有毒的，一般是在中医师开的处方里，针对病人，起到"以毒攻毒"的作用。大部分中药既可以治病，又可以养生保健。口味好的中药在厨房，口味不好的在药房。在医生指导下利用好中药可以养生防病。

"六多六少"养生箴言 / 180

"十不"养生歌 / 181

后记 / 182

　　现在，健康与养生越来越成为人们生活中离不开的话题。老朋友相见，最关注的就是对方的健康，逢年过节一家子相聚，如何养生也会成为一家人的共同话题。而我作为一名医学教育工作者和一位临床医生，就要和各位朋友在这里聊聊健康与养生。

　　当你打开这本书，会发现这与你以往读的书不同，与学业、事业、职业都没有直接关系，但又与它们紧密相连，因为这与你的"本钱"有关，离开身体这个"本钱"，一切都无从谈起。

　　健康不仅需要科学的方法，更需要适合你的方法。这本书向你介绍的方法是我个人的养生研究所得，也是行之有效的经验之谈。这本书从构思到成书，用了整整六年。现在，我还能清清楚楚记得六年前，我参加了第二十九届奥运会志愿者服务的组织管理工作，北京中医药大学有2000名学生参与奥运志愿服务工作。2008年5月4日在团市委举办的首都五四青年节和奥运志愿者动员会上，时任北京市委书记刘淇眼看着站了半小时就晕倒了的学生，眼里充满了关切和忧虑，他担忧的是这些80后学生们的身体状

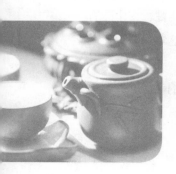

态，能否承担起三个月后的奥运志愿任务。时任团市委书记的刘剑同志，没过几天就来到北京中医药大学说起此事。我建议他，为了让百万志愿者在酷暑季节完成繁重的服务工作，首先要对他们进行保健知识和防病方法的培训，以保证志愿者的身心健康。就这样，我有幸成为志愿者暑期保健培训精品课的培训专家，于是在赶制教材、教学光盘之后，我培训了志愿者骨干上万人，还带领团队创造了中华传统健身操。在科技奥运、文化奥运活动中彰显了中国中医药养生文化的风采，获得了海内外朋友的称赞。在这个基础上，我就开始举办了一些养生保健的讲座，从面对校内学生的讲座到参与北京市留学生的中国文化之旅；从干部培训到社区健康大讲堂；从开设健康养生的微博到中央人民广播电台《中国之声》中的播讲；从国内一直讲到国外，每次都会得到听众的热烈欢迎，我找到了作为医学教育工作者的另一方面的价值。

在讲座后，有很多人会问我有没有一本书作为参考，因为听众们觉得我讲授的很多内容很实用，但是没有来得及记下来。问的次数多了，也就促使我开始整理讲稿，并逐步完善内容，于是就有了这本书。

书中分为两大部分，一部分是结合实例谈健康的理念，这个部分会使大家对生命的理解更加全面，并提高了大家对健康的重视。另一部分是具体的养生方法，是具有科学性、实用性、文化性的。

让我们设想一下，在这样一个情景中打开这本书，有几位老朋友相聚，远离尘嚣和喧闹，伴随平静和安宁，在平和心境下，沏上一壶陈年老茶，谈天论道，聚焦一个永恒的话题，那就是健康和养生。朋友们，我们的话题就从这里开始吧。

谷晓红

于翠湖 2013年12月9日

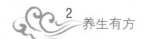

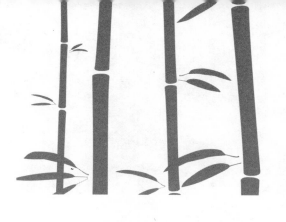

健商与健康规划

智商、情商、逆商，你知道健商吗？

你离健康有多远？什么是健康？

可以随时了解我的身体现状吗？

人体生病的主要原因

养生之「养」的含义？

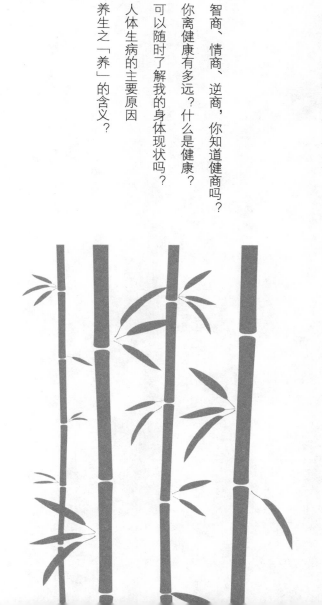

朋友，也许您是一个有着丰富阅历的人，是一位成功人士，在商界、政界，或在学术界，您的成功证明了您有很高的情商、智商，但是您知道健商吗？许多平凡的人健商很高，您的健商是高还是低呢？您离健康有多远？您有人生的规划、职业的规划，但您做过健康规划吗？

智商、情商、逆商，你知道健商吗？

健商是指人本身的遗传体质状态、对生命与健康的认知，以及身心健康的自我规划与管理的素质、能力和水平。

健商与先天的体质基础、后天的学习以及自身的修养密切相关，更与情商、智商有关。健商比情商、智商更重要。情商、智商是健商的基础。健商的发展为情商、智商提供了保障。

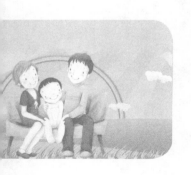

健商的高低影响健康水平，也影响着人们的生活和事业。高健商是一个人成功有力且可持续的保障。健商所包括的基本内容诠释如下：

1. 人的遗传体质状态
父母遗传基因好，子女的遗传体质状态

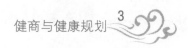

才好。遗传基因虽然不是健康的决定性影响因素，但的确起着必不可少的作用。

2. 对生命与健康的认知

包括对生命的态度、健康的意识与理念、健康的知识和方法；对影响健康的自然环境、社会环境等相关因素的认识。

3. 对生理、心理状态的感觉与判断

在日常生活中细心体察身心感觉，判断自我的健康状态。

4. 自我健康规划与管理

其中包括健康的规划、目标；自我评判健康的能力；储蓄健康的能力；把控、调整身心状态的能力；预防疾病、选择疾病治疗方法的能力等。

你离健康有多远？什么是健康？

　　老友好久没见了，相见时最常见的问候语就是身体怎么样？逢年过节，在家庭的聚会中，大家的共同话题或核心话题更离不开健康。你知道什么是健康吗？一般人认为，平常我们做体检的时候，你的指标都是正常的，这就是健康。实际上，这种认识是不全面的，在汉语中"健"与"康"包括两方面的含义：体壮曰健，心怡曰康。就是说不仅吃饭香、睡觉实，大小便通畅，或者各项检查的化验指标也是正常的。这都只是健康的一个方面。另一方面，健康的康字的意思，即心怡才叫做康。也就是你的心情每天都很爽，能很开心地去工作和生活，所以体壮、心怡才构成了健康的生理和心理这两方面的含义。世界卫生组织（WHO）在1948年也对健康做了一个比较明确的定义，健康就是没有疾病或者不虚弱，而且只有躯体、精神和社会适应能力完整且良好的状态才构成健康的全面定义。没有疾病，大家好理解，因为刚才我说到，比如体检时，你的血象、血糖、血脂等指标没有向上的箭头，也没有向下的箭头或者没有呈阳性的指标。在拍胸片、心电图，还有彩超、CT、核磁等时，也没有发现异常。但是据我们了解，虽然有些人并没有显现指标异常，可是他实际上还会有一些其他的身体不适。比如，我经常在临床上见到一些这样的患者，他们的指标都是正常的，但总是感觉浑身有一种说不清道不明的不舒服，工作的时候总是觉得精力和体力不支，或者睡眠总是不好，会有气短、心慌、出虚汗的症状。甚至有一些女性患者月经量变少及周期不规律，有时提前，有时拖后等，那么这种情况可能就属于虚弱了。还有一些非健康人群的社会适应能力不好。举个例子，有个病人在一个单位里，他的工作能力不错，还担任主管的职务，在生理上，有很好的体力，但他在人际交往当中总会出现一些问题，他常心烦心急甚至很焦虑，有时为了一个文稿的错别字就把部下骂得狗血淋头，同事们都希望他出差，因为只要他在，就会把一些矛盾搞得非常激化。其实，他表现出来的人际关系紧张，是一种疾病的体现，是他不健康了，需要调理一下，吃吃中药就会好。也有些女性患者在家庭当中总是表现得比较急躁，多疑多虑，情绪像小孩的脸、六月的天，说变就变，唠唠叨叨，搞得家里人都不舒心，自己还觉得很委屈。实际上，这些人就是没有适应环境的一种状态，也是属于非健康人群。那么，医学上一般讲，健康包括多项判断标准。它包括一个人的精力、一个人的态度，还有睡眠。睡眠是健康的一个非常重要的标志。另外，还有应变能力以及抵抗力。比如，有的人在今年的冬天，就已经感冒了几次，那么他的抵抗力肯定是下降的，即便他们在一些指标当中也不一定有阳性的表现。所以，抵抗力也构成了衡量身体健康与否的一个非常重要的标准。还有，大家应该比较重视的，就是体重。体重过重或过轻都是疾病发生的基础。另外，视力和牙齿的变化，以及头发和肌肉的变化也都是疾病的象征。临床上，我见到很多病人的疾病是可以被

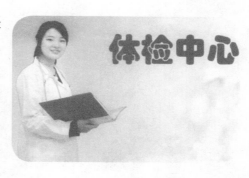

确诊的，但大多数人都没有明确的疾病，这些人通常被叫做亚健康人群。

◎ 我自己怎样知道我的状态是健康还是不健康？因为我不可能一个月做一次体检？而且我周围有人体检没大问题，但已无法正常工作了，这样的人是否该去看医生呢？

下面，我会结合临床的一些实际情况，介绍健康人应具有的十四项生理特征。大家根据这些特征就可以做一个健康的自我评判，可以经常自测。在这十四项指标中，看看您在什么状态？差在哪里？

健康状态表明精充、气足、神爽。精血是充盛的，正气是充足的，才能达到神情的爽朗，所以"精气神"和谐的共同发展才能维持健康的生理状态。

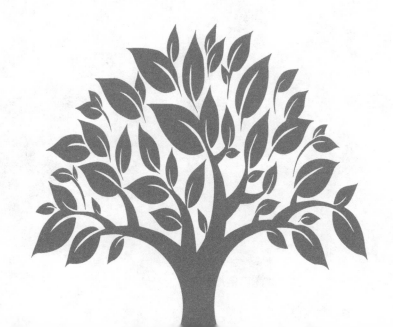

可以随时了解我的身体现状吗？

十四项健康测试：一站了解你的身体现状

第一，眼睛有神。形容眼睛，我们经常用一个成语叫炯炯有神。这个"有神"不单指眼睛的亮度，更重要的是指全身状态的局部表现，这也不完全指一种精神的状态。从医学角度来说，是因为你的精与气，或者说你的生理和心理都达到了一种和谐统一的外在表现，你脏腑的阴阳气血，都非常和谐、旺盛才能在眼睛上表现出非常有神的状态，这是第一点。我经常在临床上看到有的病人眼神飘移，不能聚精会神，这就是少神的特点。尽管他也照常上班，照常生活，但处事缺乏激情与动力，待人也缺乏热情，说话有气无力，还特别喜欢闭眼睛。

第二，呼吸从容。一般来说，呼吸从容，不仅指在平地呼吸得不快不慢，也包括了你上三四层楼梯以后，你的气息是均匀的，还是气喘吁吁的？若是气喘吁吁的，说明你的脏腑气力不足，肺气、心气或胃气等不足。有这种表现的人测肺功能大多数是正常或偏低的，但仅凭这个症状并不能被确诊为患有某种疾病。当然，心脏病、肺气肿、肺心病、肝病和肾病等也常会有这样的表现。我有个女病人，家住三层，却总要等着乘电梯上楼，在问诊时发现原来她月经异常，出血多，同时气短严重，我让她去化验血色素，才发现她的血色素只有七克，她竟然不知道。所以，重视呼吸这一点，也是你判定自我是否健康的一个指标。

第三，二便正常。二便正常是健康人的一个非常重要的生理特征。一般来说，一个健康的人每天有一两次大便，如果说你一天要有三五次大便，或者有的人三五天才解一次大便，那恐怕都不能叫健康，因为肠道的问题可以表现在大便的异常上。有上述表现的人，检查大肠和小肠时不一定会发现明显的毛病，但时间长了，这种小问题就可以导致疾病。比如大便干的人，脸上容易长痘和疱疹等，还有一些病人几天没大便，就像变了一个人，脾气大，甚至晚上睡觉都睡不好。最要命的是有冠心病的人，我的一位好朋友的妈妈平时忽视了自己大便干的问题，上厕所解大便一使劲，心脏的血管供血不足，发生了"心梗"，没有抢救过来。我们管这种情况叫做"便盆死"，所以说大便无小事。小便呢？一般来说，一个人在白天，两个小时就要去一趟厕所，如果说你三四个小时才上一次厕所，或者说你喝点水就要上厕所，那就说明你的肾气功能不太强，这与西医的肾功能无关。换句话说，你去检查血液里的肌酐、尿素氮都是正常的，但这属于肾气或脾胃之气不够。如果不注意，也许你今后就会比别人更早进入疾病状态。我在临床上见到一些年龄偏大或是中年有"早衰"表现的病人，就会出现晚上起夜的状况，如果说你现在还是一个四十来岁正当年的朋友，你每天晚上要起夜一次甚至更多次，也就是说你总是习惯性起夜，那从中医学的角度来说，是因为你的肾气有一些虚弱。当然，偶尔因为晚上睡前喝水多，或喝啤酒、品茶而造成的起夜是正常的反应。我有个32岁的女病人，她的主要问题是月经少，在问诊时她告诉我，她每晚要起夜三次，在我的询问中发现，她曾做了四次流产，但只生了一个孩子，这就是造成她肾气虚的原因。当然，我们都知道，晚上起夜，有两类人相对来说是正常的，一类是婴幼儿，他们晚上还要用尿布或"尿不湿"，而且要换好几次，这是正常的，为什么呢？因为在整个生长过程当中，孩子，也就是婴幼儿，一般在三岁以前，他们的肾气尚未充盛。但如果他们五六岁甚至十几岁还尿床，就必须治疗了。我在临床上见过不少这样的孩子。另一类晚上起夜的人是我们的老年人群。老年朋友们到了一定的年龄，他们的肾气开始逐渐衰弱，肾不能很好地主司二便。那么，这时候他们的气化功能就不好了。因此，会表现出夜尿更多的状态。身体好些的时候，他们的小便次数就会减少些。

第四，脉象缓匀。可以借助医生对你脉象的诊断，也可以自己来进行切脉。健康的脉象应该是缓和的，不快不慢而且是非常整齐有节律的，这表明你的心脏是健康的。心脏的血管供血不好、心脏形态改变，或神经失调和功能性改变都可见缓慢、快速或不齐的脉象。

第五，形体壮实。肥胖是所有疾病的一个基础性问题，在肥胖病基础上，易导致高血压、高血脂的问题，还有糖尿病以及脂肪肝，甚至肿瘤等疾病。所以，如果你的形体是肥胖的，那一定不是健康人的特征。除了肥胖是不健康的，其实我们有的时候也容易忽视另外一个不健康的形体特征，那就是瘦，也就是有骨感美的，这点尤其值得年轻的女性朋友高度重视，经常听到人们说这个人瘦才美。到底骨感美是健康吗？回答是否定的，不健康。从医学的角度来说，"骨感美"的人气血往往是不足的，我在临床上见到的一些女孩子，一天只吃两个西红柿、一根黄瓜，她们来看病时浑身没有一点脂肪，这都是气血不足的表现。甚至她们的月经也可能偶尔停止一次，所以每当这个时候，我都会劝这些朋友，不能以牺牲健康换取体形的苗条，骨感美并不是健康。在欧美一些国家，特别瘦的模特是不允许在面向公众的广告媒体上曝光的，就是怕误导青少年一味地减肥瘦身。一些三四十岁的女性由于体瘦还可引起妇科疾病，因为肚皮太薄，没有脂肪保护脏器，就容易受寒影响妇科。

第六，面色红润。我们每个人都有这样的经历，久别的朋友，一见面先寒暄说你最近气色不错，就是我们早已把面色红润作为健康的一种表现，它确实是有科学道理的。面色红润，并不只代表面部的问题，更重要的是代表你体内脏腑气血的充盛已于你的头面部表现出来。反过来说，你这个人不健康，面色也自然就不会是红润的，所以面色是内在脏腑健康的一个非常重要的外在表现，所谓"诸其内，形于外"。所以，这也是让我们能很容易地判断出你到底健康不健康的一个标准。在普通人群中有些人面色没光泽，有的人面色苍白、发青，或黑（不是太阳晒的），还有的脸上油腻腻，永远洗不干净似的，有的人脸上经常长痘痘，还生出淡淡的黑斑，影响的不仅是容貌，更重要的是反映出你的身体已经不健康了。

第七，牙齿坚固。什么样的人牙齿是不完整或不坚固的呢？一个是婴儿，一般来说是小孩子从开始吃辅食后，一般在出生后六个月才开始长牙，之前没有长牙实际上是肾精未充。那么，牙齿跟肾有什么关系呢？早在两千多年前的中医医学文献当中，就讲述了：人体中的肾是主骨骼的。那么牙齿是"骨之余"，它是一种骨的延伸。所以，牙齿没有开始长就说明它肾精未充。随着生长，加上辅食营养不断丰富，肾精得到后天滋养，牙齿也开始长出来了。我们的老年朋友由于肾精衰弱了，就开始掉牙，有的时候并没有吃特别硬的饭，一块儿牙就掉下来了，所以牙齿的问题绝对不是单纯的口腔科问题。从中医学的整体观念角度来说，是因为肾主骨，齿为骨之余，这种病理的变化就会导致你牙齿的问题，因为你的肾有一些虚弱，不能主骨，齿也就脱落了。所以，我们经常和大家讲牙齿有问题不仅要去看口腔科还要去看内科，要调整脏腑的气血，才能坚固牙齿。我见到许多患者查出别的身体问题，而且发现牙龈萎缩，这就需要全面调整身体了。我遇到一位53岁的病人，牙痛得不能吃饭，咬食物就像咬棉花一样，吃牛黄清胃丸之后大便就变稀了，去口腔科却没查出毛病来，我看到他的牙龈都萎缩了，牙齿也掉了三颗，就让他吃知柏地黄丸来滋补肾阴，清降虚火，一周时间，他的牙就不疼了，不过牙龈需要更长时间的调治。

第八，双耳聪敏。中医学认为肾主耳，有的人耳鸣或听力下降，西医也无法给你诊断这到底是什么病，无非说那属于"神经性"的。中医认为虚者主要属于肝肾不足，实者可能肝胆火盛，阳亢于上或心肾不调，都可能出现上述表现。在临床上最常见的一些病人是由于长期工作紧张忙碌，睡眠不好，同时出现了耳鸣，有的人是低调耳鸣，有的人是高调耳鸣，如果不及时放慢工作节奏，减少工作压力并及时治疗，就会进一步加重听力下降的问题。

第九，腰腿灵便。腰腿由骨骼、筋脉、关节、肌肉等组成，这都与脾、肝、肾有关。脾主肌肉，肝主筋脉，肾主骨。关节是诸多筋脉汇合之处，有许多人的骨骼照片并不能被看出异常，但经常感到腿软腰酸，这就与劳倦伤脏有关。久坐伤肾，坐办公室的人最容易伤及肾脏而出现上述症状。

我时常想，人类仅仅是大自然的一种生物，只不过自认为高级了一点，如果把每个人都比作是一棵生命之树，与自然界的树就可以做一个对比理解。自然之树，要在一年四季循环往复地进行生、长、化、收、藏的变化。在北方，四季分明，进入秋季，树叶落了，进入冬季，树叶、树枝枯萎，叶、枝落地归根，化为养分，开始储藏，以备来年春季的勃发。人这棵生命之树也如同自然界的树一样。当生命进入秋冬，就像秋季树会落叶，树枝会枯萎，人老了也会脱发、掉牙、骨关节疼痛酸软、抽筋，或者手足麻木等一样。如果你还年轻，你还在生命的夏天就显现上述表现，就不能算健康状态了。

第十，声音洪亮。有人讲话声音小，有人讲话声音大，可能是习惯的原因，但是从医学的角度来说，如果说你讲上半小时的话就上气不接下气，声音开始变低，那么从医学上而言，这也不完全是一种习惯的发音问题，而可能是你中气不足，中气足的人说话声音是非常洪亮，很有底气的。而中气不足的人，他的声音通常是很没有底气的。中气是非常重要的一个脏腑的气血表达，尤其是歌者、播音员或教师最需要补中气，讲话多的人容易中气不足，所谓"言多伤气"。气虚的人，唱歌高八度是上不去的，喊出来的声音就不好听了。

第十一，须发润泽。如果说，现在还年轻就有"少白头"，或者到中年的时候就开始脱发非常明显，那么恐怕这就不是一个健康的特征。从医学的角度来说，头发也是"血之余"，就跟刚才说牙齿是"骨之余"一样。所以，它跟脏腑气血的化生充足不充足或血分有无病理有很大的关系。例如，有的人由于血分有热就会出现白头发。

第十二，食欲正常。这是非常重要的特征之一。正常人每天至少需要吃三顿饭，每顿饭2—3两。如果说你一顿饭没有食欲，那还不能称其为一个不健康的特征。但如果是长时间说"我总是觉得每天吃饭好像是完成任务"或者一直吃的量非常少，那就说明你的胃的受纳功能有问题了，所以这就是一种不健康的表现。当然，如果你告诉我说"我每顿饭都吃得特别多，我食欲特别亢进"，那可能也是很多疾病的一个表现，比如甲亢、抑郁症、糖尿病等，当然这也是不健康的特征。也有的人吃完饭，胃就不舒服，或腹胀，或稍不注意，多吃一点就长胖了，那也是不健康的表现。

第十三，情绪稳定。现代人面临着社会、家庭那么多事情，很多外界的刺激都可能会导致我们的情绪有一些不稳定，但只要是一时性的，短则数小时就能调节过来，长则几天就能恢复的，都算健康。如果你的情绪在数日甚至数月内都不稳定，焦虑也好，忧郁也好，并且长时间如此，已经持续一个星期、一个月、半年，那就不能称之为健康了。

第十四，记忆良好。如果说你现在年纪轻轻就总是忘事儿，总要身边带一个小的笔记本记上今天有几件事，那恐怕也不能作为健康的一个特征，出现这种情况说明你脑力下降了。

根据这十四项生理特征，大家可以对自己进行一下测试。年轻人应该更健康，年长者随着岁月流逝，健康水平会逐年下降。如果说你40岁，有一二项异常，还说得过去，值得鼓励，说明你有比较健康的生活方式。如果有三四项健康状态处于"黄灯"，就需调整。若超过四项，就亮"红灯"了，需改进健康状态。健康状态亮"红灯"的朋友应该好好做一下自我回顾、反思，确定下一步该怎样调整好你的健康状态，看看自己是否需要把健康列入你的生活工作计划当中去。

这样一个十四项的生理特征，归纳起来有着三个基本的支撑条件，就是我们经常讲的"精气神"，健康状态表明精充、气足、神爽。精血是充盛的，正气是充足的，才能达到神情的爽朗，所以"精气神"的共同发展才能维持健康的生理状态。

几位朋友相聚，有人习惯将人划分为富人或穷人，也有人习惯将人划分为领导或员工，在医生眼里，人是以健康与否来划分的。那么，你是哪类人？

从中医学的角度来说，人被分成了三种状态，也就是三类人。一种状态是"已病"，就是说你已经有了明显的身体问题，一些检查指标也是阳性的，可能是高血压、糖尿病，也可能是动脉硬化，或是慢性的肾病、肝病，等等。

第二种状态就是"欲病"，就是快要得病了，还没有明确的疾病，在体检当中，你可能没有明显的阳性指标，但是你自己感觉到有一些不适，比如早晨不想起床，起床有些乏力或者是坐在椅子上或沙发上总想把脚放在高处才会觉得更舒服。另外有一些朋友会喝点儿浓茶或咖啡才能感觉兴奋一些，还有的人睡眠质量不高，睡不着或者睡得时间长，但起床后仍觉得很累，只爬三四层楼梯就会出现气短、心慌、腿软。那么，这些可能都说明你在"欲病"这样一个状态。"欲病"状态的人其实很多，包括我们经常说的慢性疲劳综合征，比如说，眼睛总是疲乏的，人总是昏昏欲睡，或者是精力不集中，一个人老是发呆，有的时候在工作时又不愿意与客户见面，不愿意与别人说话，或者一开始工作就感觉心烦意乱，这些可能也都说明你在"欲病"的状态里。当然，一部分人还有一些临床的症状，比如说四肢肌肉总是酸疼，有的时候可能会心慌、胸闷，但是查心电图却没有发现问题，或者常常容易感冒，还有就是消化系统总是时好时坏，有的人可能有下肢浮肿，但反复查尿都没问题等，这恐怕也在"欲病"这个状态。"欲病"状态的人在全体中是占相当大的比例的。我们说现在亚健康的人群在中国已经达到百分之七十了，越大的城市中的亚健康比率越高，尤其是脑力劳动者和青年奋斗者，这都是需要我们关注的。

还有一个状态是最理想的状态，就是"未病"。这个未来的"未"就代表着还没得病，也就是我们讲的健康状态。中国的先贤说"上医是医未病之病"，大家听着可能有点拗口，意思就是最高明的大夫是给你调整的，让你一直处于"未病"的状态，也就是一直保持健康状态的，这是最高明的大夫；"中医医欲起之病"，能调整欲病，这样的大夫才是中等水平。"下医医已病之病"，这句话的本义不是说治病的大夫都是"下医"。这句话的意思是：我们如果等着这个病已经生成了再去治，实际上面对疾病的医生，很多时候是非常无奈和遗憾的，医学从来不是万能的，所以从这个角度看，医生并不愿意看到更多的患者，而是更愿意去做一些"中医"和"上医"的工作，因为"上医"的工作就是维护健康养生的医学，做的是未雨绸缪，防病于先的工作。"中医"实际上是早期干预的预防医学，这叫防微杜渐，欲病就萌，在疾病的萌芽阶段，你已经是灰色状态了。我要把它拉到健康状态，也就是未病状态。下医，就是对治那些已经得了的病。"已病"也要早治，而且还要防止传变，比如糖尿病本身不可怕，但它如果合并了肾病、心脏病就不好了，高血压引发脑出血则更严重，甚至会让人失去生命。

总之，所有人都可能被分为三类状态：一、未病者，健康状态；二、欲病者，亚健康状态；三、已病者，疾病状态。每个人在不同年龄和时间段会有不同状态，三个状态之间具有联系。未病者不保持健康状态就可能发展成欲病者，欲病者不进一步改进，也可以发展成"疾病"。反过来，疾病者通过调治，可以被逆转为"欲病"或"未病"。大多数"欲病"都有可能被调整到"未病"状态。

◎ 作为人，本应该把握自己的命运，健康与疾病也同样需要自己掌控，如何设计好养生的思路呢？以下文字不能不看！其核心是预防为要。

每当身边的许多朋友来找我看病，其实，我的心情都很复杂。很多人认为，有人这么信任你，挂了这么多号，能看这么多病人，你应该觉得很骄傲，可实际情况并不是大家想的那样。我经常说，我不希望在诊室看到你们，因为你们只有病了才会到诊室来。我更希望你们能够听听我的健康建议，少找我，甚至永远不找我看病，这是我做医生最理想的工作目标，我想也是每一位医生的愿望。

理想是丰满的，现实是残酷的。美国心脏协会曾有个生动的比喻：如今的医生都集中在一条洪水泛滥的河流的下游，拿着大量的经费，研究着打捞落水者的先进工具，同时苦练打捞的本领。结果，一大半落水者都死了，被打捞上来的也是奄奄一息的。更糟糕的是，落水者与日俱增，越捞越多。事实上，与其在下游打捞落水者，不如在上游筑牢建堤，让河水不再泛滥。作为医生，我们不能等着人得病，而应防患于未然，避免更多的人落水。有专家预言，未来十几年中，慢性病在中国将出现"井喷式"爆发。如果真的是这样，中国人就可能成为新的"东亚病夫"。2010年，我国慢性病的卫生费用占了卫生总费用的70%，而这些慢性病大多数是可以预防或早期干预的。要把"医保"变"健保"，将"末端治理"变"源头治理"。关于治未病的认识，中医学在两千年前就提出来了，可见这是有非常悠久的历史的。1996年，世界卫生组织（WHO）曾经有这么一个报告，叫《迎接21世纪的挑战》，21世纪的医学已经从"疾病医学"向"健康医学"发展。

从"疾病医学"向"健康医学"发展，是不是跟我们老祖宗所说的关于病的理念以及病的三个状态（未病、欲病、已病）是非常相合的啊？这个报告里紧接着还有一些进一步的诠释。从重治疗向重预防发展，强调了预防；从针对病原的对抗治疗向整体治疗发展。有时，我们会发现，有些感染性疾病，尤其是针对一些病毒的感染性疾病，抗生素就不是万能的。我们不能总是针对病原进行对抗治疗，有的时候确定治疗方案还需要依这个人的抵抗力的高下而定，他的消化系统怎么样，他的饮食怎么样，整体状态好了，他就可以抵御病原微生物在人体当中的滋生和传播，减缓病情。换言之，有的感染会进一步加重，用许多抗生素都无效，甚至造成菌群失调，这是因为病人的整体机能，包括代谢循环等系统功能都下降了。所以，治疗疾病从局部走向整体的思路很符合中医学治病的思路。

这个报告当中还谈道，要从重视对病灶的改善向重视人体生态环境的改善发展。病灶的改善，比如说对于肿瘤患者，我们有的时候需要当机立断把它切掉，但有的时候就不能以对抗这个病灶作为主要的治疗思想和手段，要考虑到这个人的生态环境到底怎么样，切了这个肿瘤能不能起到更好的改善身体整体状态的目的，中医学讲扶正祛邪，有时邪去了还会再来，因为正气没有强盛，肿瘤切掉反而转移了，也是生态不良所致，这是需要我们探讨的。

　　还有，从群体治疗向个体治疗发展。群体治疗也就是说，针对一种病我们就用一种药或者几种药，男女老少全用这样一个方法治疗。而现在，我们要向个体治疗发展。首先，我们要判断就诊者的性别、年龄、虚弱与否。然后，去判断对方是否邪盛，询问其最近熬夜了没有，情绪怎么样，消化怎么样，大便怎么样，睡眠怎么样，女性病人的月经情况怎么样。这些情况可能都是有助于我们在治疗方面进行个体化的信息，这叫特异的治疗，也叫一对一的治疗，这实际上就是中医学当中所强调的辨证论治，要因人而异，且因时而异地去治疗。一个人从四川来到北京，要是生了病，如果他这个病是在四川就有，然后带到了北京，那么可能他在北京的治疗和在四川的治疗方法就不一样，要因地制宜。如果一个是老人，一个是青年人，他们得的是同一种病，那他们的治疗也不会是一样的，因为老人的生活经历太复杂了，他的劳损程度可能比年轻人也更多一些，那么他的治疗就不是单向性的治疗，而是更整体全面一些的治疗。

　　另外，报告中还谈道，从生物治疗向身心综合治疗发展，强调了身心的综合。我可以自豪地告诉大家，我们传统的中医学就是最讲究综合，最讲究整体和系统的，从强调医生作用向重视病人的自我保健作用发展。以病人为中心，发挥民众在健康方面的主观能动性。我们今天要强调的是重视病人的自我保健，亚健康的人群和健康的人群该怎样从自我保健开始做起。

当然，在报告以及医疗服务方面应该是从以疾病为中心向以病人为中心发展，得病的是人，如果仅落脚在人的病上，这就局限了，病人不仅有生物属性，更有社会属性，所以不能只看他这个病的简单生理问题和病理问题，还要看到很多与此相关的社会影响、心理影响，以及精神影响，这就是在以疾病为中心向以病人为中心发展。所以，这些观点都需要我们再进一步地去思考。

经常有朋友问，穿衣服需要知道自己适合哪种色系的服装，我已经知道了我是否健康，我还想知道我是哪种证型和具体的证候状态?

就像每个人的气质类型不同，选择的服装风格也不同一样，人的健康色系叫证态。经过多年研究，学者发现人的个体证候状态是疾病发生的内在条件，也是养生辨证的前提。改善身体的状态与条件，人们就能少得病，不得病，更好地保持健康状态。不同的证态，养生的方法也是不一样的。

下面，就让我来谈谈健康与健康的证态。

第一种是健康色系。什么样的属于健康色系呢? 一般来讲，我们从外观上看这个人的形体是匀称健壮的，性格是随和开朗的，肤色是润泽的，头发是稠密有光泽的，目光是有神的，精力是充沛的，患病较少，对环境的适应能力较强，这就是健康状态的特征。

第二种是白色病态色系。气虚者一般来说会有什么样的表现呢? 以往有朋友会问: "我家里有好多人参，到底适合不适合我吃?"气虚的人可以吃人参。白色病态色系的人的肌肉是松软稀松的，性格内向，情绪不稳定，说话气短懒言，精神不振，容易疲乏，而且经常出虚汗，容易感冒，不耐受寒热，天冷的时候怕冷，天热的时候又怕热，舌头边缘会有齿痕（牙印），舌头颜色淡，这都属于气虚的症状。白色系里还有阳虚者，气虚和阳虚不一样，阳虚是什么表现呢？阳虚的形体是白胖的，大家可别以为说"这个人白胖白胖的挺健康"，他其实可能是阳虚。外形白胖，沉静内向，怕冷，别人还穿一个羊毛衫时，他已经穿羽绒服了，而且喜欢热食，从来不敢吃凉的东西，毛发易落，脱发比较明显，平常大便总是稀的，容易拉肚子，不耐寒热，怕吹空调，舌头是水滑的且颜色淡，舌边缘还有齿痕。白色系里还有血虚，面色苍白，下眼睑和结膜也是淡白色的，容易头晕，吸收不好，吃得不够营养，或者出血过多。这种人做血色素检查会发现自己的血色素经常偏低。

第三种是红色证态。属于热证态，分为虚热与实热。虚热有什么表现呢？形体是瘦长的。我们说瘦人多火，是阴虚内火，吃什么以及吃多少都不长胖，阴虚者可能会有这些表现，性情是急躁的，面部潮红，外向好动，手足心热，手心脚心摸着都是热的，睡觉时喜欢把脚伸到被子外面，喜欢把手放在凉快的地方，还有口燥咽干，尤其是晚上会觉着嗓子太干，必须在床头柜上放一杯水，有这些情况的多由于阴虚，所以津液不能上承于口。另外，喜欢喝的东西是凉一些的，而且不耐热，最怕热，舌头瘦而且红，舌上苔较少，或者有裂痕，或者地图舌。这些表现跟阳虚是相对的。而实热者，经常容易上火，长口疮，咽喉肿痛，犯痔疮，喜欢吃辣椒、煎炸食品、羊肉，脾气大，睡觉咬牙，还有口臭、大便干、小便黄以及舌头红苔黄的状况。

第四种是紫色证态。此证态多属于体内有瘀血，一般来说是瘦人居多，而且性格内向阴郁，易郁闷，急躁健忘，面色通常都很晦暗、有斑、不鲜活，容易疼痛，不是头疼就是肩疼，不是胸疼就是肚子疼，或者女性常痛经，月经的颜色一般是紫黑的，或者其中夹杂着很多的血块。一般来说，口唇、口舌、舌下静脉都比较黑、紫、暗，皮肤上有瘀血斑或点，这都往往是血瘀的表现。

第五种是青色证态。此证态多属于气郁，"郁"就是郁闷的"郁"，那么气郁有什么样的表现呢？性格内向但是情绪不够稳定，总是忧郁脆弱、敏感多疑，《红楼梦》当中的黛玉就属于气郁。另外，还会有一些自身胸胁胀满的感觉，还有嗳气呃逆，常打嗝，咽喉部总是觉得有个东西，吐不出来，也吞不下去，这叫异物感。女性乳房胀痛，尤其月经前明显，会小肚子胀痛，也容易健忘、偏头痛，易引起睡眠的障碍，睡不着觉或者总是醒，多梦，眼圈发青，而且这样的人往往对精神刺激的适应能力比较差，同样一件事情在别人看来很快就过去了，在他那里则要持续很长时间。青色证态也有属肝肾精方，或体内水湿上泛的，往往伴有齿黑或四肢水肿，手压之后有凹陷等。

第六种是黄色证态。此证态多属于湿热证态，表现为形体偏胖，但是面垢油光，脸上总是油乎乎的，有的人说"我一天得洗好几次脸，总是洗不干净"，面垢油光发亮，面黄而且脸上容易长痤疮粉刺，难道四十来岁还长青春痘吗？这实际上是你的湿热所导致的，此类人的性格一般比较温和，容易出黏汗，颜色发黄，手脚心发黄，难以适应夏秋季节交替时出现的"桑拿天"。

◎ 我知道了我的健康状态后，更希望加强指导，我该怎么办？

每一个职场人都会在一年之初对全年工作做出计划，计划一般分为重点、一般、日常工作。健康也需要管理？管理哪些内容？哪些是管理的重点？怎样分布精力呢？

我先介绍组成健康的四要素：

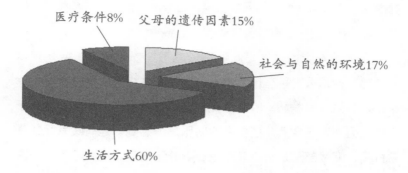

医疗条件8%　父母的遗传因素15%

社会与自然的环境17%

生活方式60%

　　第一要素，是父母的遗传因素。一般来说父母遗传最多只决定一个人15%的健康程度。这15%你拿到的是15分、12分，还是8分？已经成为既定事实，无法改变。父母已经把我们生出来了，每个人都没有选择出生的权利。那么，还有没有针对遗传因素进行健康管理的意义呢？答案是肯定的。还有意义，比如说，我在临床见到越来越多的年轻夫妇，两个人一起到门诊来要求"给我们调理调理身体，让我们两个人都达到一个脏腑气血非常旺盛的状态，我们准备要一个宝宝"，每到这个时候，应该说我作为医生都是非常感动的，为什么呢？因为这种优生的理念很宝贵，从孩子零岁开始做健康养生，是非常有意义的，有句话这样说："不让我们的孩子输在起跑线上"，怀孕怀得好才能把握优生的第一个环节。所以，我们的孩子如果拿到的是15分，那就比那个12分的、10分的孩子高出好几分，当然，一个孩子能够成才还需要优育，还需要他自身有一个可持续的发展才能成为人才。有的孩子总闹肚子，消化吸收不良，往往与父母的脾胃功能不健全有关。再比如，你的父亲或母亲有高血压，或糖尿病，或肿瘤病史等，这对你也有影响，你要比没有以上家族病史的人更加重视对这些疾病的预防。有数字表明，父母双方都有高血压，你就会有48%的概率发生高血压，若父亲或母亲中的一方有高血压，高血压在你身上只有28%的发生概率，若父母都无高血压，你身上就只有4.8%发生概率。如果家族中有直系亲属是肿瘤患者，你也要更加重视健康。我见到一位患慢性萎缩性胃炎的病人，最近很紧张，因为她的爷爷是20世纪80年代患食道癌去世，她的爸爸是在20世纪90年代因肝癌去世，去年她的妈妈也因胃癌去世，所以她要格外加强调养和治疗，以减少患癌的风险。再有，妇科肿瘤与家族基因有密切关系，前些年有位娱乐界女明星的妈妈和姐姐都得了妇科肿瘤，而这些并没有引起她的重视，结果几年后她也因同样的疾病离世了。

第二要素，是社会与自然的环境。它的比例能占到17%。也就是说，我们每个人所处的自然环境和我们每个人工作、生活的社会环境是好、较好，还是不太好、差，会直接影响你本人的健康。所以，我们要分析这方面还有没有一些需要改进的问题。一线城市的人们工作生活压力大，健康状态容易下降。近两年来，大城市的雾霾天气、水质的污染等必然也给人们带来了健康的损害，而自然环境好的地方长寿老人就多，广西的巴马、海南岛的澄迈、江苏的溧阳、山东的文登等无一例外，那里长寿老人的比例高，离不开环境的因素。而在大城市里，"学奴"、"房奴"、"车奴"等类似的生活状态严重影响着人们的身心健康。

第三要素，是个人的生活方式。个人的生活方式占了60%，这个比例是非常大的。所以我经常跟朋友们说一句话，即"我的健康，我做主"，生活方式是每个人自己选择的，每个人自己选择的生活方式健康与否，会直接影响每个人的健康。那么，怎么管理自己的健康？生活方式需要进行哪些科学性的调配？是否需要对一些不良的生活方式进行改进？这完全要靠你主观上的努力和执行力，不仅要有理念，而且还要有方法，怎么吃？怎么睡？怎么运动？这些都要好好梳理了，我们要做好这些方面才能拿到这60%。许多人得病了或亚健康了，主要得从此处反思，总结教训。别人的监管是次要的，关键是自我管理。

第四要素，是医疗条件。这占健康要素的8%，这一点是由医疗条件构成。现在，随着社会医疗条件的改善，每一个国民都在享受着国家给予我们的医疗保障服务，应该说越来越多的人已经达到了健康状态。在我国，国民都享受着两套医疗服务体系——中医和西医，每个人都应当很好地整合利用好这些医疗资源，对医疗机构来说为民众服好务是工作的宗旨，而国民好好应用这些资源，是保证健康的基础，有病就要及时有效地治疗。

◎ 现在的生活条件比过去好多了，为什么得病的人反而比过去多了？身边就有人得了重病，这些现状真让人很迷茫！人体生病的主要原因是什么呢？

人体生病的主要原因

一、吃出来的病

世界著名的英国医学杂志《柳叶刀》在2000年发布报告，称在全球早逝人群中，有47%的人是源于饮食失衡。又过去了13年，目前这个比例会上升得更快。在中国，大多数民族是农耕民族，祖先们是靠种庄稼生活，这样的人还是应该多吃菜和谷物，少吃肉。您没有强大的消化肉的基因，吃多了脂肪含量高的食物就会出现代谢系统问题，如糖尿病、高脂血症、痛风等就会找上你了。游牧民族的人，其祖先就是放羊养牛的，可以适当多吃点肉而不会影响代谢。必须得承认，人与人是有差异的。还有许多不健康的人是因为饮水不足。水占人体体重的70%左右，成年人每昼夜需补充1200—1800毫升的水，高温流汗应补充更多水。如饮水不足，造成体内慢性缺水，不仅会使尿量减少，还会使皮肤功能减退，汗腺分泌减少。这样就会影响体内代谢产物的排泄，造成有害物质在体内的蓄积，使人体出现慢性中毒。它可损坏多个器官、多种组织，加速人体的衰老和营养不良。蛋白质、脂肪、碳水化合物、矿物质、水、维生素、纤维素是有益人体健康的七大营养素。有的人长期不吃早餐，这不仅伤肠胃，而且容易"显老"，因为不吃早餐会使皮肤变得干燥、易皱；有的人光吃肉不吃主食，长期如此会造成碳水化合物缺少；有的人挑食、偏食，或食不厌精，菜不厌腻，这会导致维生素、矿物质缺乏，脂肪过剩。科学证明，营养不良会导致人体某些部位的细胞出现萎缩或病变。

二、粮食的营养下降

这是个复杂的科学和社会经济问题。食品不安全及农药残留物超标问题，以及由于食品生产企业的唯利是图和市场监督与管理不利，这可能会使得许多成品食物存在不安全问题，主要是各种不符合标准或过量使用的添加剂，以次充好，以假当真。除此以外，有些人自己也会过多食用膨化食品，过多饮用碳酸饮料。粮食、蔬菜、水果等在种植过程中用化肥农药过量也可以导致部分上市的粮食、蔬菜、水果的不安全。人工饲养的禽鱼猪牛等由于饲料添加剂使用不规范，长期吃也会产生影响健康的问题。

三、情绪不好是健康的天敌！为什么许多病与情绪有关？

现在，人们的心理压力普遍过大，少年的学业、课业负担过重而造成的烦恼；青年的就业竞争压力、住房困难，中年的事业生活双重压力使得心理疾病发病率呈上升趋势，无论是学业的竞争、就业的竞争，还是工作的竞争、职位晋升的竞争，还有孩子教育的竞争，其他生活压力、一线城市的房价压力，等等，也可以进一步导致生理疾病。精神污染的刺激，网络信息的发达，社会的多元化、开放式与复杂化，让人们接受社会正能量的同时也遭到负能量的影响，心态越来越不淡定，越来越躁动，久而久之也会导致不健康的身体状态。很多压力都使我们的心理失衡、精神不佳。有的人心胸狭窄，爱生闷气；或生活拮据，常有压力；或家庭不和、工作不顺等，长期精神不悦，心情忧郁，就会导致疾病的发生。

四、哪些病与睡眠有密切关系？过度劳累为什么会造成严重的后果？

起居睡眠不规律，许多年轻人经常熬夜，从生物钟紊乱到植物神经失调、内分泌失调、免疫功能失调。临床上，我们经常见到的是神经衰弱，月经不调，微循环不好，手脚冰凉，胃肠不好，特别瘦或特别胖，等等。尤其是夜间11点到凌晨3点，是人体损伤细胞的修复期，若经常不能获得很好的睡眠，体能得不到及时恢复，生物钟被打乱，机体调理失衡，也很容易衰老。

我讲个真实的故事，一位年轻朋友有一天突然打来电话告诉我，他的好哥们儿得了原发性肝癌，非常优秀，外企高管，年薪百万元。他的电话是要问我，为什么我哥们儿一不酗酒，二没有慢性肝炎或肝硬化，三没有不良饮食习惯，怎么就得了这个病，我问他熬夜吗？他回答，他在半夜两点前，就没睡过觉。我又说，他长期熬夜可能有十年了。紧接着电话那边传来惊叫，你太厉害了，他26岁研究生毕业后，从工作到现在就一直熬夜，今年他正好36岁。这个例子再次证明经常熬夜会使免疫力下降，加之很强的工作压力同样会导致严重疾病。

五、为什么缺乏运动锻炼也会导致疾病？

许多病是坐出来的，经常有报道说：某个网店主一个月不下楼，猝死在电脑旁。IT行业的从业者一坐十几个小时，久而久之，心脏、血管就会缺乏弹性了，就可能发生高血压、心脏病，颈椎、腰椎劳损。某著名IT企业年轻人一个感冒就继发脑膜炎，结果不治，抵抗力极差与不运动有密切关系。无论你的体质如何强都不能超常，更不能超过自己体能的承受力。如长期从事过于繁重的脑力或体力劳动而又得不到休息，不仅会导致早衰，还会伤身、生病。

许多数据表明，我国已经到了过劳死的高发期，常有许多关于青壮年人过劳而死的新闻报道。这一方面可能是由于学习任务繁重、工作任务太多，还有聊天、网聊、微信、微博、K歌、吃饭、发呆……日本学者在20世纪六七十年代就提出"过劳死"的概念，并将过劳死定义为由于长期慢性疲劳而诱发的猝死。临床认为过劳死的十大危险信号：1. 将军肚早现；2. 脱发、斑秃、早秃；3. 性功能下降；4. 频频去洗手间；5. 记忆力减退；6. 心算能力越来越差；7. 注意力不集中；8. 睡觉时间越来越短，醒来后也不解乏；9. 经常头痛、耳鸣、目眩，体格检查没有结果。10. 做事经常后悔、易怒、烦躁、悲观，并难以控制自己的情绪。每个人都可以自查一下，以示警觉。

还有环境问题，如空气、水质、土质的污染严重，也导致了许多疾病。某村村民中癌症高发与当地企业的污染有直接关系，国民的健康现状堪忧，中青年成为亚健康人群的主体，80后、90后的年轻人健康问题较多，许多人未老先衰。

据不完全统计，中国有七亿亚健康人群。亚健康人群占全中国人口的60%—70%，其中知识分子、企业管理者、机关干部占到其中的70%以上。许多人已亮健康"黄牌"。现代人需要的不是补品，而是运动。许多疾病是吃出来、喝出来、坐出来的。2011年，中国城市人群健康白皮书显示，城市人口的亚健康比例占到76%，35—50岁的高收入人群中的"生物年龄"超龄趋势明显加快，平均超过实际年龄10岁。

从亿万富翁的早逝说健康

据报道，中国境内从2003—2011年，八年来共有77名亿万富翁，其中19人死于疾病，平均年龄仅48岁。他们所得疾病可能不同，但病因可能不外乎精神压力大，过度劳心劳神，饮食不科学，缺乏运动，睡眠起居不规律等因素。他们是金钱富翁，却是健康"负翁"。

有的人透支金钱，储蓄健康。有的人透支健康，储蓄金钱。40岁前用命换钱，40岁后用钱买命。有些人是"财富富翁"，有些人是"健康负翁"。所以人大致可以分为四类。你属于哪种？聪明人投资健康，明白人储蓄健康，普通人忽视健康，糊涂人透支健康。

现在，在高考体检当中就有少数学生已经开始被检查出轻度甚至中度的脂肪肝，青少年中的小胖子太多了，当然也有少部分的高血压、高脂血症，或青少年的糖尿病，这个状况实在令人担忧！我们的年轻一代如果是这样一个身体，怎么能保证他们为这个社会健健康康地服务至少50年呢？没有健康的身体对个人、家庭，乃至整个社会，这都是极大的损失，所以青少年也需要正视健康的现状。

最后，我想强调的是健康教育的缺失，我们这个社会的卫生健康现状是重医疗轻预防。每天，在中国会增加3000个糖尿病病人，40岁以上人群患糖尿病的概率为16%。我们大家都知道，糖尿病病人是要终身用药的。另外，每天都有5.2万个婴儿出生，其中每30秒就出生一个缺陷儿，可见优生和健康是一个多么急迫的话题。

健康，重在观念。在中美间进行对比的话，美国人用100元钱养生，50块买保险，10块钱看病，1块钱抢救。而国人用1块钱养生，10块钱吃药，50块钱看病，100块钱抢救。在我国，平均寿命是女74岁，男71岁。而中央保健局的保健对象的平均寿命是86岁，他们的健康观念比我们一般的国民要强，所以重不重视预防，重不重视养生，我们自己还是可以找到差距的。大多数中国人，在生命的最后1—2年，花光了一生的积蓄，吃遍大量有副作用的西药，多开了好几次刀，然后……

◎ 我们知道生命是从哪里来，又到哪里去吗？每一个人的生命规律都可以画一条曲线，你知道这是一条什么样的曲线吗？

从左下方往上画，这是一个上坡，这个上坡是什么意思？这个上行线是从出生开始，然后是生长阶段，生长阶段过了婴儿、幼儿、少年到青年这样一个不断生长、往上走的线，表明生命的阴阳气血逐渐发展生成。然后就到了一个高水平线，那么这个高水平线就进入了青壮年，青壮年是生命当中高水平的阴阳气血和脏腑状态，是气血非常充足旺盛的一个状态，也是身心非常愉悦的一个状态，这个线往右画，画到一定的地方，我们发现它就开始进入生命的另外一个节点，这个线就开始往下走，这就是我们说的下划线了，而它走下坡路的阶段，从西方医学上讲叫更年期。女性有更年期，男性也有更年期，更年期就是要走下坡路了，这个下坡路走几年，就开始不走了，再往右画这个线，就是一个相对低的水平线，这个低水平的线是脏腑气血处于一个比较衰弱的状态，这个状态就是进入老年了。所以，幼小青壮老，什么人都有这样一个生命的规律。每一个人的生命曲线，不是以生物年龄为标准的，而是以生理年龄为标准的。有的人三十多岁，按理说生物年龄在壮年，但浑身是病，生理年龄已经到了六七十岁了，就会影响寿命。

其实，在生命曲线的每一段都可以通过保健养生产生一些积极的作用。我一直不赞成"抗衰老"的提法，衰老不可抗拒，生命规律和自然规律一样。说要地震、刮风了，我们能抗拒吗？抗拒不了，生命的规律也是这样，但是我们要有一种积极的心态和行动去延缓衰老，要让每个人的生命质量得以提高，这是非常有意义的。比如，刚刚说的那个高水平的线，我要让它尽可能地往前延伸再走下坡路，我们有文化素养、科学素养及健康素质做基础，加上良好的经济条件，延长五到十年的壮年生理健康状态是有可能的。在走下坡路这样一个不稳定时期，一个骨碌就会掉到沟里去了。这个坡儿太陡了，这是作为医生非常不愿意看到的，所以，我们要把这个坡儿走得平稳一些，平稳地度过那个波动的更年期，这是可以做到的。在临床上，一些人刚退休后的一两年很容易发生严重疾病。所以，即使是已经进入下坡期，下坡线也不要走得太陡，要争取平缓地下坡。有的人走下坡路时会突然大病一场，一蹶不振。65岁进入老年时期，到了低水平线，不要太低，要提高生命质量，提升老年生理健康水平，让自己在老年时期能有尊严地生活，尊严意味着吃饭不用别人喂，上厕所不用别人帮助等，这是我们共同的目标。关于这一点，我会在后面的养生处方中再具体展开讲。更多的朋友几十年持之以恒，看上去像四十多岁的人实际上已经六十岁。这是因为你二三十岁的时候就开始重现养生，30年积累的成果使你看上去更年轻，而不是从60岁才开始做，只临时做两三天的养生，那是不行的。最后在进入老年的时候，我们说是低水平线，那么，你能不能把这个低水平线往上抬一抬？不要让高水平和低水平这两条线的差距太大，这也是保证老年生活质量必须考虑的问题。我们在现实当中的确也可以看到很多年轻朋友的高水平线走到一半儿就开始走下坡了，这就是我们经常说的未老先衰，我们在30岁的时候会发现有很多症状是60岁的人才应该有的，所以这个生命观是我们在了解我们自己的生命规律。了解这个对自己的养生是有帮助的。

还有一个老年朋友关心的问题就是寿命。首先，寿命不等于生命质量。有的人可能40岁的时候就病快快的，虽然他一直活到了80岁或90岁，但他的生命质量应该说是不理想的，所以我们现在要提倡另外一个说法，叫健康年龄。我告诉大家的是：我们国家的健康年龄目前与发达国家还有很大的差距，目前，我们只达到男63岁，女65岁，健康的年龄小，说明这个平均年龄以上的人都是疾病缠身了。所以，寿命、生命质量、健康、健康年龄这几个方面都需要我们去进一步有针对性地进行把握。

人的健康理念来源于我们的世界观、人生观、价值观

◎ 人和自然的关系是相互依存的母子关系吗？

中医学的天人相应观念就是强调四时季节、寒暑变化对人体的影响，人体有五脏，对应的是五时，就是五个时节。肝旺于春，心旺于夏，脾旺于长夏，肺旺于秋，肾旺于冬。中医非常讲究天人相应，讲究人与自然的和谐，不能违背。你说我现在在冬天却非要穿

个单衣就出门去，那可能就会对你的健康有害。

天人相应还包括昼夜变化对人体的影响。我们讲每个人都有生物钟，就像自然界有太阳每天升起、落下一样，人体的阴阳也在消长变化。每天什么时候睡觉什么时候起床，也是中医讲的机体阴阳变化的一个问题。中医认为，阳气是昼行于外，而夜行于阴，晚上你入睡，阳气才能入阴，你过半夜才睡觉，那阳气就不能入阴，时间长了就会出现阴阳失调，就容易得病了。早晨也是一样，早晨时，阳气要出于阴、行于外，你非要睡觉，阳气就出不来，那也会出现一些阴阳失调的状况，久而久之就会发生疾病。

日夜间气象的变化对人体的影响，主要是太阳和月亮对人体的影响。我们说一个人在一个月当中会有那么几天情绪的变化，那是跟太阳和月亮对我们的影响有关系的，这个影响最明显的就是女性朋友的月经，你看月经就跟月亮的盈缺一样，月经来了是因为血海充盈，满则溢，就像这月亮圆圆的，就叫月满月圆，月经过去以后，血海亏了，需要再补充，这期间不会来月经，所以就像月亮一样，由圆到缺，再由缺到圆，循环往复，所以这样一个人体气血的变化跟月亮的变化是那么相应，这可以引发出很多的联想，这就是天人相应。

◎ 地理对机体有什么影响？

我们知道，住在海边的人容易得关节炎，一些居住在潮湿环境的人容易得皮肤病，高原人容易得高原病，所以这样的一些疾病都跟地理环境有很大关系。比如，四川人爱吃辣椒是因为四川潮湿，所以要吃辣椒祛湿气。因为中医讲辛可以宣表汗出以除湿气，辣椒是辛的，辣味可以燥湿，所以如果有四川的朋友到了北京还在吃辣椒，脸上就会起痘了，为什么呢？因为地理环境改变了，却没有因地制宜地改变自己，还天天吃水煮鱼的话，就肯定会生热了。所以，地理环境变化了，我们的生活方式也要重新调整。

◎ 精气是人生命的动力吗？

人体的精气是构成机体的一个本源，新生命的产生是由精气凝聚而成，精气维持着生命活动的全过程，一旦精气离散，生命活动就会随之终止，所以精气是生命非常重要的一个物质保证。我们说，如果失去了生命，精气便不存在，精气不存在，生命也就不存在，那么它也只是一个形体在那儿，所以精气是动态的，是运动着的，是生命的基础。

◎ 人的正气就那么重要吗？人为什么要防病于先？

强调正气，就是强调人原本的物质基础。当我们在病患中发现有的人气虚或血虚，有的人阴虚或阳虚，你就要调补他的正气。"正气存内，邪不可干"；"邪之所凑，其气必虚"；"风雨寒暑，不得虚，邪不能独伤人"。猝然逢疾风暴雨而不病者，盖无虚，故邪不能独伤人。此必因虚邪之风，与其身形，两虚相得，乃客其形"。

正气不足，即使用药准确，也不能药到病除，人的主观能动性是很重要的。

其实，在谈到欲病和未病时，不治已病治未病，就是在强调要以预防为主，不要得了病再去治，那样的话，不仅会造成病人的痛苦、家庭的痛苦，还会带来生活质量的下降，对社会来说，这也会造成医疗消费的逐渐提高，这就不叫绿色GDP了。所以我们要以预防为主，防病于先。

◎ **什么叫辨证论治？为什么三个人都头痛却要用三种药治疗？**

这就是中医讲了上千年的治疗思想，叫辨证施治。辨证施治是强调个体化治疗，我在门诊一下午看了三个感冒的病人，有男的，有女的，有熬夜的，有没熬夜的，有消化不好的，有消化好的，最后开出来三张处方，因为每个人的病症是不一样的，得的病从西医的角度来说都是感冒，但是从中医来说，分好多病症，证型不一样，所以需要辨证施治。我们经常说是要因时辨证、因地辨证、因人辨证。所以，在治疗上要辨证施治。除此以外，运动的时候也要辨证地运动，吃饭也要辨证地饮食，为什么有的人吃螃蟹不拉肚子，有的人就拉肚子呢？这是因为身体证态不一样。虚寒性的人吃寒性的螃蟹多了，就会伤脾胃，造成腹泻，但热性状态的人可能就没事儿。

养生之道与养生之术有什么不同？

中医学的核心思想之一是整体观念。把人体的五脏（肝心脾肺肾）、五体（筋脉肉皮骨）、五志（怒喜思悲恐），与春、夏、长夏、秋、冬相连。人体的肝、心、脾、肺、肾与中医讲的五体、五声、五音、五志、五液、五味都有紧

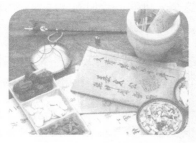

密的联系。五脏与五体、五声、五音等的联系就组成了人体的五大子系统，子系统之间又形成了一个更大的系统，而这个机体，又跟我们刚才讲的天人要相应，要跟自然界连成一个更大的系统一致。人体的这五个子系统就共同保持着人体阴阳的动态平衡，维持着机体的生生不息。五脏六腑发挥着各自的功能，它们每个都不一样。心是主血脉的，肺是主气的，脾是主运化的，肾是主藏精，肝是主疏泄的，它们各管各的事，有主事的，也有辅事的，然后相互之间还要协调配合。脏腑之间，还有相辅相成的这种协同关系，还要跟五体有关系，它维持着生命的平衡，维持着机体的健康。

我给大家举几个临床的例子。我一个好朋友的母亲，今年76岁，她有好几个子女，都非常孝顺，因为担心自己的母亲一个人在家里有问题，所以就两个星期一换地轮流带着老母亲去自己家里住一住。每次他的老母亲都要带上眼药水，一定要放在包里，什么都可以不带，就得带上这个。一两个小时就要点一次眼药水，非常不方便。去做了检查，除了眼睛本身有一些老年的、退行性的变化，也没有太明显的病变，所以也只能是点眼药水。有一天，她就问我，这个病中医能治吗？我说，中医可以治呀，经过望闻问切，进行辨证施治，我发现老人家实际上是肝肾不足。这个人体啊，我们刚才讲到生命观，人体实际上就像一棵生命之树，这个老人家为什么眼睛干呢？就像一棵大树，如果树根没有更多的营养和水分，那么它首先会出现的变化是在哪儿呢？那一定是表现在树梢、树叶上。人体的头部是在人体的上部，那个根上的营养，肝肾作为本源不足了，营养也就上不去了。所以，有很多老人家有眼睛的问题、耳朵的问题，甚至睡觉的问题，还有一些头晕头痛，恐怕都跟这个肝肾的本源有关系。怎么下面会管上面的事呢，这就是整体观念，这就是系统的观念。所以，我就给她治肝肾，调补肝肾，吃了两个星期汤药，就不用那么频繁地点眼药水了，早中晚三次就可以。后来，我又给她配了点中成药——杞菊地黄丸，吃了一段时间，她在睡觉之前和早晨起来时点次眼药水就可以了。

还有小儿发热的状况也很多。尤其是在冬季和春季，几乎幼儿园的所有孩子都轮流发过烧了。其中可以发现一些规律，哪些孩子发烧发得比较重呢？往往是平常小嘴比较爱吃，而且吃零食多的。动不动就吃一个炸鸡啦，爱吃肉不爱吃菜，不爱吃水果，不爱喝粥，这样的孩子，家庭条件好，一会儿弄点薯片，一会儿弄点蛋白粉吃吃，再吃吃巧克力，内热比较盛。平时，这种小孩子的小嘴唇都是红红的，大便总是干的，不能保证每天一次大便，睡觉总是蹬被子，睡觉的时候还经常磨牙，有时候还说梦话，偶尔还会梦游。这种孩子稍微外感温邪就会出现比较明显的发热症状。胃肠的积热在先，然后再外感这种温邪，肠胃如果是干干净净的，他就可能不会引起那么严重的发热。甚至，他也不会有一些咳嗽嗓子疼。除了发热，还常见咳嗽，这种咳嗽也不能单纯止咳，只有清理了肠胃的热，才能减少肺热咳嗽。还有，我发现一些中老年人的腿肚子很容易抽筋，去查血钙，也并不缺钙。但是从中医角度来说，这腿肚子抽筋也跟肝肾有关。缺乏肝肾精血的营养，经络就像树枝，精血不足树枝就枯了，就抽筋了，这也是辨证所在。在中医这种整体辨证的概念中，多个系统之间都是相连的。所以，鼻子跟什么脏腑相连呢？鼻子是跟肺相连。眼呢？是肝之窍。肝开窍于目。那么这个舌头跟哪儿相连呢？舌头跟心。脾呢？跟口。那个肾呢？是跟耳相连的。说耳朵的问题，为什么跟肾联系起来？它通过经络的联系就形成这样一个整体的观念。

还有形体的。比如说，有一些皮肤病，实际上它不是简单的皮肤病，可能它跟肺和胃的关系都是有联系的。他吃得不好，皮肤病就会加重。他有一次感冒，呼吸系统的问题出现了，他这个皮肤就接着会有问题。为什么？因为中医讲，"有诸于内，必形于外"，肺外合皮毛。所以从中医学角度来说，这个皮肤病不是简单地长在皮肤上的问题，有的时候它跟人体的脏腑，尤其是肺和胃也有着密切的关系。那么，筋呢，又是肝所主，肝主筋……

养生有方

养生之"养"的含义?

养，从医学的角度而言，它首先具有了保养的作用，你目前身心是健康的，就要保持下去，这就是保养。其次，具有调养的作用，还具有补养的作用，还有护养的作用。也许，有人认为这是绕口令，实际上不是。保养、调养、补养和护养，都是从不同的角度来诠释养生的多方面内容。它们各自针对的是不同的人群。比如说，他是一个非常虚弱的人，那就应该以补养为主。如果他是一个健康状态不错的人就要继续保持，也就是保养。有的人可能只有某个脏腑功能的气血失调，这几天连续喝酒或熬夜了，或者情绪受刺激了，那就要以调养为主。如果你有了病，病后需要康复，那就需要护养，生命就是一棵树，需要避风、挡雨、保暖，更要避开人类环境的各种污染所带来的伤害，这就是护养。那么"生"是什么呢？"生"在这里指的是生命，是生存，还有生长，所以它有着一种对于生命质量以及生命本身长期性发展的考量。

怎样养生？

首先，养生的原则是清静养神、动静结合、天人合一、辨证调理、和调脏腑、畅通经络、节欲葆精、调息养气、综合调养、持之以恒。其中特别强调的是：

第一，动静结合。有的朋友从早晨一睁开眼就在动，一个星期可以走好几个国家，一直在运动，或者即便只在一个城市当中，也是一会儿到这个地方，一会儿到那个地方，一直到晚上过了半夜才回家，这种生活状态，从医学的角度而言，是非常不利于健康的。因为动则气伤，总是在动，他的气就不足了，正气就不足了。那怎么能不得病呢？也有的人天天在静的状态，天天不是坐着就是睡着，不经常活动。还有的人一工作就是天天伏案，三四个小时才起来一次，这是不利于养生的。现代汉语词典都有了"宅男"、"宅女"了，从网上看到不止一例"宅女"因为长期"不动"而失去生命的例子，这都是违背了生命在于运动的规律。所以，养生原则当中的第一点就是动静结合。我们在办公室的人可以局部地动，伸伸胳臂摇摇头，这也叫动，而那些总是在动的人，也要时刻给自己提供一点静的条件。在车上、飞机上闭目养神，让身体安稳下来，哪怕半小时，也歇息一下，就能起到缓冲作用，这就是动静结合。

第二，协调平衡。中医当中讲到，正气存内，邪不可干，精神内守，病安从来，邪之所凑，其气必虚。这个听着好像也有点绕口，什么意思呢？你抵抗力强，你正气强，那个"邪"来了就待不住，正气就把它打退了；你正气不足，邪气来了，乘虚就入了，你虚啊！可见主观能动性是多么重要。主观能动性用什么去表现？是你的正气。所以这就是防御观。就像我们的海监船到了钓鱼岛海域，那就有震慑作用，对方就得收敛一样。

和调脏腑，不同的脏腑有不同的功能，你怎么把它们协调好。脏腑之间的关系是很密切的，你没病是因为脏腑间配合得好，有病是因为它们之间不协调了。所以临床大夫看你有肺病，只考虑到呼吸系统的问题，是不全面的，因为呼吸系统的疾病到一定的时候会发展到心脏，于是心脏就会出毛病，有的人还会发展到肾，许多呼吸系统的病与消化系统有关，这些子系统之间都会有一些相互的影响，一个节点上出问题，就会联动，继而导致整个系统出大问题。这种情况就需要调和脏腑，根据这个脏腑的养生原则来调整自己。脏腑各自协调了，阴阳气血就平和了，人体也就健康了。

第三，调和十二经脉。人体有十二经脉，上面讲的脏腑、五官以及五体之间的联系是怎样的？怎么从头就联系到脚上了，怎么从内脏就联系到一些外在的我们看得到的这些器官？都是因为有经络的联系，还有，我们经常讲的，就是通道、管道，所以要畅通经络。讲到畅通经络，经络是通道，我们说从一个地方到另一个地方，道路要是不通，你再想去干什么事也干不成，那么同样的道理，如果你的经络脏腑不通，气血不通，那脏腑之间功能的发挥就不可能到位，为了保证健康就要疏通经络，保持经络气血的畅通。

第四，还要调息养气。人体的气无所不在，许多疾病的发生都是由于气的不足或气的紊乱所导致的。所以，在养生当中，要调息养气，要把那些紊乱的、不和谐的气弄顺了。气不仅要顺，还要充足。有的人气不虚但是气不顺，那也会发生疾病，这也不利于养生。有的人呢，气虚弱，那就需要去补它，所以调息养气是两个方面。

第五，还要综合调养。后面我要给大家介绍的养生方法有情神养生法、饮食养生法、运动养生法，等等。要综合地调养，而不单是饮食养生就能把你的健康问题解决好。如果谁告诉你某一种食物、某一种药物或某一种方法能保证你健康长寿，你就可以马上判断他不是医学专家，也许他只是个骗子。

第六，持之以恒。我们还要做到：持续将理论应用于日常生活，在理论上、理念上、认知上我们知道了，方法也了解了许多，紧跟着的就应该是行动，行动上也要多坚持，一个月、三个月、半年、一年、十年，坚持这些养生方法，就会有成效。健康长寿从来没有速效，它是一种习惯的养成。所以，只有持之以恒地去坚持，才能最终达到健康的目的。

这些养生的原则，大家可能也会觉得有些复杂，记不住，我给大家总结了这么几个字，童心、蚁食、龟欲、猴行。

第一，"童心"可以让人返老还童。

保持快乐而单纯的心态是健康的原动力。把一些复杂问题简单化，快乐起来，像我们在孩童时代的快乐时光一样，感受生活的快乐，这叫童心。有一道数学题能够让每个人想要赶快快乐起来，即人生若有一百岁寿命，也就是36500天，如果数36500个数，用不着多长时间就数完了。人生很短，珍惜每一天，快乐每一天，活在当下。

第二，"蚁食"是通向健康的加速器。

像蚂蚁一样吃饭，蚂蚁怎么吃东西啊？小时候我看到，蚂蚁吃东西，一点一点，饭量很小，但是你看到它总是在吃。一天能多吃几顿，每次吃一点点，就是少量多餐，是有利于养生的。

比如在办公室放一些方便吃的食品，如大枣、栗子、水果、八宝粥、五谷糊等，上午九点半到十点，下午三点半到四点可以吃点茶点，西方叫茶歇。尤其是晚上有应酬的，饭前在胃里补充点食物，就会对胃很有好处。

第三，"龟欲"是人生方向的平衡器。

对于名利和财富的追求应该有个度。我们身处这样一个比较浮躁的社会，诱惑太多了，对名、利、权、色，甚至食欲都很需要控制。我们每个人都要有定力，对于欲望应该有自我的掌控。许多人生病，是因为痛苦、不开心，痛苦来源于你的欲望，欲望越高，痛苦和烦恼越多，越重。降低欲望，并且在自己的心田里"修篱种菊"。从健康的角度来说，这是非常重要的。

第四，"猴行"是健康的加油站。

我们小时候都跟爸爸妈妈去过动物园，看过猴山上的一些猴子，它们一会儿动，一会儿又坐下来晒太阳，跟自己的孩子在那儿玩，有的时候还摸摸自己的毛儿，它们是动静结合的，不像我们印象里的，好像猴就是多动的。

人在健康之路上有时要到加油站休息一下，方便一下，喝口水，给车补充油料，切不能只顾勇往直前，永不停息。人不是钢铁做成的，是血肉之躯。像猴一样动静结合，只动不静就耗气伤阳；只静不动容易气血不畅，引起微循环的障碍。

养生的原则是清静养神、动静结合、天人合一、辨证调理、和调脏腑、畅通经络、节欲葆精、调息养气、综合调养、持之以恒。

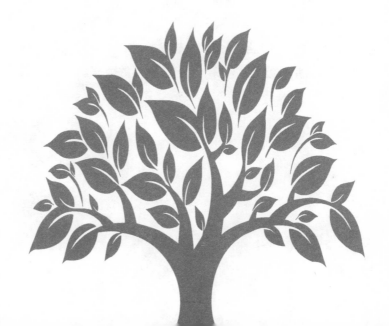

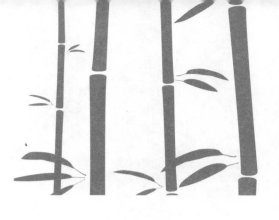

养生十一处方

一、情神养生处方

二、四时养生处方

三、环境养生处方

四、起居养生处方

五、睡眠养生处方

六、饮食养生处方

七、运动养生处方

八、房事养生处方

九、娱乐养生处方

十、针灸、按摩养生处方

十一、方药养生处方

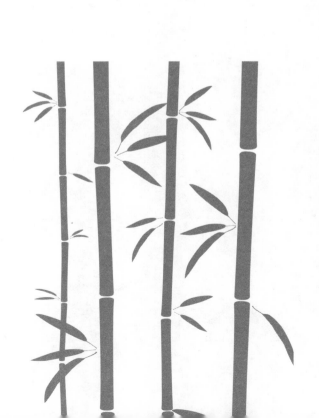

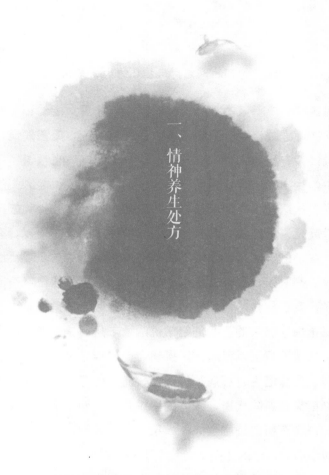

一、情神养生处方

问：如果一个人总是抑郁的，该如何排解？

答：人靠的是精气神，在提升精气神的过程
　　中养神最重要。养神重在养德，"德润
　　身"，"仁者寿"，大德必得其寿。

◎ 如果情绪总是抑郁的，觉得工作压力大，如何排解？

　　面对这样一个重大的社会转型时期，不论男女老幼都可能会产生一些心理的疾病。我们很多人是做家长的，应该知道，有20％的儿童存在着抑郁的心理状态。最近，媒体也报道了多起由于中学生出现心理障碍而导致死亡的事，这要引起人们的高度重视。在这20％有抑郁状态的儿童当中，又有40％为临床抑郁，也就是说，这些儿童有比较明显的临床症状。所以，有的时候，孩子的异常情绪表现不能单纯地被看待成孩子耍小脾气的问题。有时候，他真的是有心理困扰，甚至可能已经有心理疾病了，我们应该给他足够的关注。从中医学的角度来说，情志致病是由来已久的。我们经常讲的情志病因是个非常重要的病因。情绪不好可以引起许多疾病，比如神经衰弱、胃病、月经不调、乳腺增生、肝病、神经性头痛，等等。每个生命体时时刻刻都需要新陈代谢，人体的组织器官细胞中不断有衰老细胞凋亡，又有新的细胞生成。如果忧郁、苦闷、焦虑等不良情绪长期影响你，你的免疫功能就会下降20%以上，这就容易导致增生性疾病，恶性增生就是癌症。人体的免疫功能与增生细胞的关系就像两军对垒，正气和邪气在打仗，两军对垒的时候本来你是以一百万大军对抗人家，可你现在只能凭八十万大军在对抗，那二十万在开小差，你知道是什么原因让你开的小差吗？因为你总是受忧郁、苦闷、焦虑这样一些不良情绪的长期影响，就会出现免疫功能的下降，继而导致一些疾病的发生。那么，有的朋友会说：一个好朋友性格非常爽朗，很阳光，对人也非常热心，自己的事业成就很大，但是他最近得了癌症，情绪这么好的人怎么就得了癌症了呢？和你刚才说的不一样。"我还要补充说的一点就是：他可能性格上是非常好的，情绪也很好，但是他对自己有过高的要求，他对事业的要求，对于社会价值的追求，以及对其他方面的关注都很多，这些就形成了对他的无形压力，这种长期的压力同样可以使免疫功能下降，所以得病也就不足为奇，不是说性格开朗就得不了癌症，也有一些开朗的人依然会得病的情况。

◎ 如何面对精神创伤？

突发的天灾人祸让一些人失去了至亲，心情的悲痛，难用言语表达。少数人为此心理抑郁，甚至得了甲亢、月经不调、神经衰弱等病，这就是精神创伤带来的后果，但大多数人也能够勇敢面对灾难，处理创伤，然后放下创伤。为了逝者，更为了活着的人，收拾好心情，活在当下。毕竟，健康快乐最重要！

情志不遂可导致疾病。七情是喜、怒、忧、思、悲、恐、惊，五志是怒、喜、思、悲、恐。情志过激对五脏有不良影响，大家了解这个就不要再去刺激伤害这些脏腑了，这会导致这些脏腑功能的紊乱。

不良情绪是如何影响身体的？百病皆生于气。做真人，从不气别人，也不生别人的气开始。向孙思邈、张学良学习！

怒伤肝，有的人跟人吵了一大架，结果偏头疼，或突然耳朵聋了，或者眼睛出血了，或两胁痛等。从西医角度来说，就是神经失调了，但是从中医角度上讲，因为怒气伤肝，所以出现了肝胆的气机上冲，随着肝经和胆经的气机上冲就会出现以上部位的症状，所以怒伤肝，是肝气不舒的表现。时间长了，女性还可能患上乳腺增生，或导致月经不调等。有不少三四十岁的女性在乳腺胀痛检查中发现自己患有乳腺纤维瘤，做手术多次，还在长，跟孩子着急，尤其经常跟自己十岁左右的儿子犯急，经常需要到门诊去舒肝气才能舒服一些。如果是个肝病患者，慢性肝炎或者肝硬化，如果总生气就会加重你的病情。也有的患者血压升高，因为发怒甚至能引发脑出血，危及生命。临床上常见的是胃病，胃病患者与情绪郁闷有很密切的关系。有个病人，一犯胃病就来找我看病，开了方子有时没吃药，胃也不痛不胀，究其原因是每次她犯病都有情绪刺激，我给她一些恰当的劝导，情绪就缓和了，胃也就舒服多了。

消气有八法：一是找人倾诉；二是回避；三是运动；四是娱乐；五是换位思考；六是想得开；七是放得下；八是提高境界，不找事儿。

喜伤心。大家觉着高兴的事儿怎么能对人身体不好呢？古人说喜气通于心，但大喜过望则心气耗散，过于兴奋，神经血管就容易出毛病。所以我们经常可以看到在英格兰足球联赛或意大利足球联赛当中，一些老球迷六七十岁了，他们祖上就是某某队的铁杆儿球迷，这一次主场赢了，一高兴就在看台上倒下去，永远回不到家了。为什么？就是因为太高兴了，所以大喜时心气大伤就会出现心脑血管疾病的急性发作，轻者一高兴就心脑缺血，头晕胸闷等，严重的会发生"心梗"或脑溢血。六七年前的一个特殊日子，6月24日，我在东直门医院急诊时遇到一位七十多岁的老爷子突发"心梗"住院抢救，医生询问家人时知道昨天他儿子晚上九、十点打电话告诉老人家，老爷子的孙子高考分数超过一本线80分，这个对全家人来说的特大喜讯使得老人经受不起这个刺激而发病，所以家有年迈父母的既不能报忧，也不能报喜，尤其在他们休息时，谨记。

思伤脾。思虑是指，你总是在耗脑力琢磨事儿，那么从工作和学习的角度来说这是善于思考，是好事。但如果思虑过度，伤了脾，就可能会导致脾的运化失职，所以你就不爱吃饭了，食欲不振，消化吸收不好，肚子发胀，很可能也就胖起来了，所以有的人说"好像你是越累越胖"。你总是思虑过度，伤了脾，脾不能运化水湿，所以留存于体内的水分与脂肪就越来越容易堆积，细胞里的水分也越来越多，你的体重逐渐超标，就肥胖了。所以有的时候，减肥瘦身，不是让你拉肚子，而是要健脾，健脾利湿，体重也就减下来了。还有的人越累越瘦，思虑过多之后体重就会减轻，这是因为脾还有运化水谷精微，化生气血的作用，如果脾伤了，营养就不足了，除了体瘦，吃什么都不长肉，还会伴随乏力、面色差等。这些都可以归为思虑过度引起来的。有一个小插曲，两位来自同一个单位的朋友来看病，一个胖的，一个瘦的，看病的时候，胖的那位朋友说，我跟他很好，但有两件事情不能比较，我甘拜下风。一是领导和同事们总同情他，对他说：你看你工作太辛苦，累得越来越瘦，好像我工作不努力才胖似的。还有就是我俩不能一起吃食堂，我怕吃多了更胖，就极力控制食量，可他随便吃就是不胖。我哈哈笑起来，我说下次让你们领导来我这，我会告诉他，这两位部下同样工作勤奋，都值得表扬，都是思虑过度伤了脾，只是表现形式不同罢了。

悲伤肺。有些人遇到非常悲伤的事情会哭，这是一种宣泄排毒，适可而止就好。哭得过度，肺气欲绝就会喘不过气来，甚至晕厥过去，也就是老百姓说的背过气去了，是肺气气逆，就会出现这种情况，所以不能过于悲伤。

恐伤肾。恐惧，惊吓过度，就容易发生肾气的问题，最常见的是我们遇到一个非常害怕的事，小孩一下子拉裤子了，为什么呢？因为肾司二便，肾气失调，大小便就会失禁，老人之中也常见这种情况。因为恐伤肾，肾不能司二便。长期过度的恐惧则伤肾，肾伤则精关不固，封藏失司，阴阳升降失常，以致滑精、阳痿等症候随之产生，甚至引动宿疾。严重时青壮年人也会发生这种状况。

在这里，我要特别对老年人多说几句，老年人易于孤僻伤感，同时又喜怒无常，如同小孩儿，往往肝失疏泄、肝火妄动，或心气不足、心血耗伤、心脉受阻，或心神涣散，神散则精动，闭藏失司，肾精暗伤。故老年人自当舒畅胸怀，从容不迫，爱惜精神，陶冶性情以达到养神藏精的防病养生目的。

所以，情志过度实际上可以导致疾病，所以要节制，避免生病。

中医认为人受过于激动的情绪影响会引起疾病。多思则神殆，多念则志散，多欲则志损，多事则形疲，多语则气争，多笑则脏伤，多愁则心摄，多乐则意溢，多喜则忘昏错乱，多怒则百脉不定，多好则专迷不治，多恶则煎熬无欢。《素问·举痛论》说："百病生于气，怒则气上，喜则气缓，悲则气消，恐则气下，惊则气乱，思则气结……"

人靠的是精气神，在精气神中，调心养神最重要

　　情志养生，重在养神。养神之要在于养德。怎么养神？养神是一种修炼、一种修养，是对自身认识的一种回归，是精神、意识、情感和思维的不断修炼、不断提升的活动过程。《黄帝内经》："夫上古圣人之教下也，皆谓之虚邪贼风，避之有时，恬淡虚无，真气从之，精神内守，病安从来。"又说："故美其食，任其服，乐其俗，高下不相慕，其民曰朴。"养生如此简单、朴素、生活化，不用高智商，也无须才华出众，可现在浮躁的心，连这样的要求也难以做到了。养生需要的是做人的境界，看待周围的人或事豁达了，自然对身心就有益了，反之则有害。淡泊名利、宁静致远、立志养德、养神畅志、开朗乐观、心理平衡，从中医角度来说，做人和健康是密切相关的，心底无私天地宽，你对待客观事物的看法总是别扭的，那就会影响你的健康。所以，多为他人，多为社会着想，多去修养自己，修养自身，这才是保证健康的基石，尤其对中青年人来说更是如此。对名利等的追求要有个"度"，追求而不贪婪，进取而不自伤。就是说，一个人要有追求，要有一种向上的生活态度和工作态度，但是不能贪婪。养生之道在"嗜欲不能劳其目，邪淫不能惑其心，愚智贤不肖不惧于物，故合于道。所以能年皆度百岁而动作不衰者，以其德全不危也。"我们每个人如果要自测一下身体的健康状况，有的人可以挑一百斤，但有的人只能挑八十斤，如果能挑起八十斤的人，他非要求自己去挑一百二十斤甚至一百五十斤的重量，那总有一天，他的腰就会挑坏了，肩也会抬不起来了，所以我们说不同的年龄段，不同的遗传基因和健康状态决定着每个人

后天的调养力度。这就好比我们每个人都在一个社会生活的快速道上，有的人就像"夏利"车，有的人只是"帕萨特"，有的人则是"奔驰"。那么，如果说你本身只是一辆"夏利"车，却要天天开二百迈，我觉得这里面安全的隐患是很大的，人与人的健康状态不同就像车与车的性能有差异一样。

◎ 养神与提高健商同行，你的健商有多高？

有的人成功了，除了勤奋和机遇使然，还因为他有非常高的智商和情商，但是到一定的时候，因为生命的戛然而止，所以成功不能再继续。那是什么问题呢？身体健康出了问题，就是因为他的健商出了问题。网上传有名人请教过李道士，明星崇拜王"大师"，这些都不奇怪。成功人士智商高且情商都不低，但他们的健商不一定高。健商包括了科学认识生命现象，理解健康对人生的重要性，了解自身生理和心理的状态，并针对身体状况进行综合的健康管理，以及具有配合医师进行自我调养和合理用药的能力。所以，一个人要想成功而且是可持续的发展，可持续的成功，就需要健商。我说健康是"1"，事业是"0"，财富是"0"，亲情、爱情、友情等都是"0"，有健康这个"1"，后面的"0"才越多越好，你的价值才会很大。如果没有健康这个"1"，后面的"0"再多，也是"0"，这是最简单的数学，所以我们说，调神养生法，需要我们在面对名利时，学会选择，学会放弃，要有自己独处的时间，要知道把事情梳理梳理，并把最重要的几件留下。有些时候，在某一个阶段，要放下某些东西，或者把它弱化，而不是重点强调，我们说年轻的时候可能做加法多，那么到中年以后，从健康的角度，你要适当在影响健康的一些方面做减法，这都是调神养生的重要内容。

调摄情绪ABC法

调摄情绪六字口诀：A 节制，B 疏泄，C 转移。

A 节制。我们在当前复杂的社会当中，每天都要面对各种人际关系，随时可能遇到情绪上的不良刺激。但是，遇到了一定要节制，所以要遇事戒怒，宠辱不惊。当受到刺激感到愤怒、怨恨、焦虑或悲伤时，要用理智分析，用坚强的意志去努力控制自己的情绪，力争不要让紧张的情绪超过一定限度。俗话说："天有不测风云"，事情已发生，过度愤怒、焦急、忧伤于事无补，只会更损害身体。事情已经造成对你的伤害，你再郁闷发怒就是对自己的第二次伤害，如果别人是故意要伤害你，那你就是帮了别人的大忙，正中下怀，干傻事了。

B 疏泄。可以有直接的发泄，也可以有疏导宣散的方法，有的著名企业给职工搞了一个宣泄室——健身房。其中有几个沙袋，供大家缓解压力，疏泄情绪，这是一种疏导的办法，是有利于调节自己情绪的，可以把刺激造成的紧张情绪发泄出去。医学心理学家认为，郁闷也是一种能量的消耗，会造成精神的崩溃。长久郁闷会对人体的免疫功能起摧毁作用，易发生溃疡、冠心病，甚至是癌症。通过各种办法给紧张情绪找一条宣泄的出路，如找亲友谈心，把内心深处的东西倾吐出来，想哭就哭一阵，有气就发一通，不把怒气和忧伤闷在心里，也不要迁怒于人。

中医先贤告诫我们"郁则发之"，排解不良情绪最简单的方法就是"发泄"。当感觉悲痛欲绝或委屈万分时，不如痛痛快快地大哭一场，让眼泪尽情地流出来，就会觉得舒服些。将消极不良的情绪及时排遣消除，有助于保持平和积极的心态。

C 转移。我们看电视剧或电影，经常发现这样的情节，一个小伙子失恋了，情绪肯定不好，很郁闷，所以往往会出现一个镜头，就是他去俱乐部健身房跑步机上跑步去了，实际上这是转移法（移情法）。当然，移情这种调摄方法，除了运动之外，还有其他的，比如，琴棋书画，都是非常好的移情法，当你非常认真地在写毛笔字的时候，你全神贯注，其他的事情都可以忘记，这就起到调摄情绪的作用。当消极情绪袭来时，把注意力向其他方面转移，转到可以使自己轻松愉快的事上去。如欣赏音乐，听幽默的小品和相声，在庭院里散步，欣赏花草树木，就能使心情得到宽慰。

当然，情绪的调摄还有一种方法，叫做情志的制约法，情志的制约法是指什么呢？就是要用这种悲来胜怒，再用怒来胜悲，用恐来胜喜，用怒来胜思，用喜来胜忧，用思来胜恐。遇到好的事情，要往不好的方面想一想，什么事情都是一分为二的。遇到不好的事情，也要辨证地看一看，这个事情是不是能从坏事变成好事。这就是一种调节情绪的情志制约法。

◎ 养心动脑为什么会被说成是长寿的密码?

自古以来，长寿之人的"长寿道"多种多样，有人早睡早起，有人晚睡晚起；有人爱吃素，有人爱吃肉；有老人不抽烟，但有的是"大烟袋"；有的不喝茶，有的喝浓茶，却都健康长寿。生活方式和习惯虽然五花八门，但有一条，长寿老人都相同：心胸豁达开阔，性格乐观随和，处事坦然，宠辱不惊。无数事例表明，心胸狭窄、斤斤计较个人得失的人，能过古稀之年者不多见，而胸怀开阔情绪乐观者，往往可享高寿。

养生大家都强调"养生莫若养性"。现代医学已证明，人的性格与健康和疾病的关系极为密切。一般而言，性格开朗、活泼乐观、心理健康者，不易患精神病、重病和慢性病，即使患了病也较容易治愈和康复。因而加强性格修养，培养乐观的情绪，是延年益寿的一个重要方面。

动脑

科学研究表明：人的体力活动能力一般到40岁后开始下降，然而脑力活动能力却要到50岁才达顶峰，人脑力的减退速度大大地迟于体力。当然，人的脑力与体力是对立统一的关系，视觉、听觉和四肢的退行性变化，只是大脑的部分衰退的一种表现，临床有50%的病症是由大脑退变引起的。可见，勤动脑不仅可以延缓脑部的衰退，还可以预防感觉和肢体等功能的退变。

人们常说：脑子越用越灵，是有科学道理的。凡是用脑早、肯用脑的人，大脑和智力的衰退都比较慢。有的人即使步入老年，仍然思维敏捷，创造灵感不减；而懒于用脑的人，在中年时期就显得思维迟钝，记忆力减退。这是因为，人的大脑皮层有110亿个神经细胞，一般我们只能开发使用其中的10%，还有90%尚未工作。那些经常处于工作状态的脑细胞营养好，寿命也长，不工作或长期停止工作的脑细胞衰退快，死亡率也高。勤于用脑的人，其大脑细胞会不断接受外界信息的刺激，使大脑快速释放"记忆分子"，对促进记忆和智力的发展有良好的作用。

勤于用脑者由于输入大脑的血液增多，营养和氧气充分，不仅递减速度慢，且每天都有新的细胞产生，甚至新生的细胞比死亡的还要多。整个脑细胞的活力增强，人的生命力也会相应增强。唐代名医孙思邈，活到老，学到老，他在一百岁时完成了《千金要方》。根据用进废退规律，大脑整体功能的发挥，势必会大大提高老人的大脑活力，使之老当益壮，越老越聪明。

适度用脑

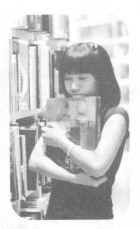

　　提倡勤于用脑也要注意适度问题，既要常用，又要劳逸结合。因为大脑本身的能量贮备是有一定限度的，连续工作易引起疲劳，用脑过度能引起兴奋、抑制过程失调，继而出现头痛、头晕、失眠、多梦、记忆力下降、神经衰弱、血压上升、食欲不振、胃肠紊乱等状况，从而百病丛生，未老先衰。因此，无论看书、读报，还是写文章，当你感到疲劳时，就应该使大脑轻松轻松，散散步，唱唱歌，欣赏花卉，听听音乐，这样可以对大脑起到舒缓和保护的作用。

　　地球上最丰富的矿藏，是在人的大脑中。一般人认为大脑的左半球负责读书、写字、计算、分析、综合等逻辑思维能力，也称为"理性大脑"或"思维型"大脑；右半球则负责感觉、音乐、美术、体育运动、识别空间、情绪表达等形象思维能力，故称之为"感性大脑"、"推测型"或"艺术体育"型大脑。长期以来，人们习惯于主要使用左半球，并称之为"优势半球"，人的大脑左半球尚有待进一步开发，而大脑右半球基本上还是一片待开垦的处女地，对右脑潜能的开发常常被严重忽视。获得1981年诺贝尔生理与医学奖的斯佩里教授揭示："大脑两半球在功能方面具有高度专门化的分工，而且许多较高级功能集中在右半球。"这证明了右脑具有大于左脑的开发潜能。人的左右脑的功能是相互配合并能充分地被发挥的。左右互补，功能代偿，可以使大脑的整体功能得到强化。

　　要勤于用脑，适度用脑，科学用脑，使大脑不断接受刺激，又能得到适度的舒张调整，从而减慢大脑衰退的过程，达到延缓衰老的目的。

养神是一种修炼、一种修养，是对自身认识的一种回归，是精神、意识、情感和思维的不断修炼、不断提升的活动过程。

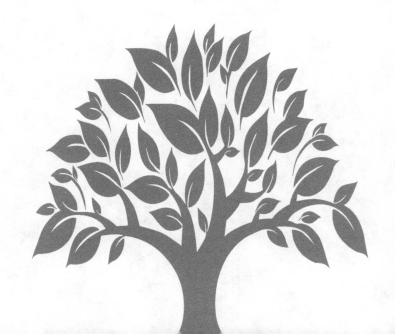

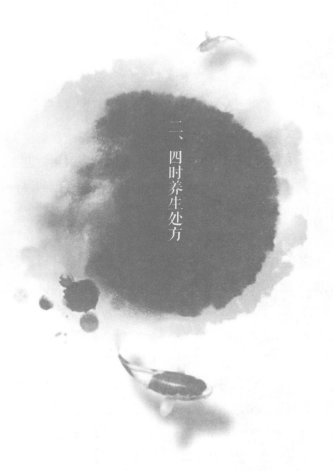

二、四时养生处方

问：自然界有春夏秋冬，人怎样适应四时，保
　　证健康？

答：春季顺时养生；夏季顺时养生；秋季顺
　　时养生；冬天顺时养生。

◎ 一年四季中，自然界有春夏秋冬，人怎样适应四时，保证健康？

人是秉天地之气而生，行四时之法而成，大自然界里生长着万物，人也是大自然里的一种动物，只不过人类自认为自己是高级动物而已。春夏秋冬四季之中，万物由生到死，由始到终，一年四季的变化同样随时影响人体。人体的五脏六腑、四肢九窍、皮肉筋骨脉等的功能与季节变化息息相关。现代社会节奏快、竞争激烈，生存压力较大，人们顺应春夏秋冬季节的变化进行养生调节，就能未病先防、健康长寿，反之则会患病甚至夭折。

不同的季节，养生是有所侧重的。春夏秋冬，是有一些不同的养生要求的。春天的时候，自然界是一个什么状态呢？是阳长阴消。所以春夏要注重养阳。可能大家知道到立春的时候，要吃春卷，春卷里一般有豆芽，还有韭菜，我家乡还要用小虾米或虾皮等炒菜，要吃香椿炒鸡蛋，韭菜鸡蛋馅饼，还要多吃葱、姜、蒜、韭菜，来养阳气。这些东西都是生发阳气之品，做父母的都发现孩子在四五月份是长得最快的，你不抓住这个机会，让孩子长个儿，增加营养，孩子可能就会失去最佳的生长时机……除了吃，春季要注意防风养肝木，在起居养生当中，春天往往要注意春捂秋冻，春要捂，而且春天要防春困，要夜卧早起，勤晒被褥。在春季当中，要多做室外运动。春天要注意养肝，戒郁怒，要防止怒伤肝。在春天阳气生发的时候，肝气往往容易不舒。有些人往往在春季容易发生肝病，西医所阅的肝炎也很容易在春天发作。得了慢性肝炎，往往到春天容易加重。所以这时候要注意早先的预防与养生。还有，我们中的一些普通人，到了春天的时候，由于肝气不舒，会发现肋间有些隐痛，或者是神经串痛，实际上这些都和肝气不舒有关系，所以从情志上，不要再去给他的肝功能增加负担，要戒怒。春天的时候尤其注意不要生气，不要郁闷。

春季"冬残未尽"、"乍暖还寒"，气候变化无常，肌肤腠理渐开且风为主气。"风为百病之长"，"风为外感病的先导"，春季最易使人感冒。故人们应注意保

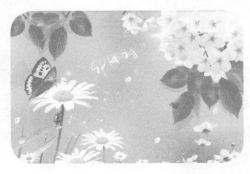

暖，切不可骤然脱掉棉衣，尤其是老人、小儿和体弱多病者更应重视，慎防春寒伤人。春暖花开之时，花粉在空气中随风飘散，对花粉过敏者，常常会突然发病，出现流鼻涕、打喷嚏、皮肤瘙痒、哮喘等病症。因此，在春暖花开时节，花粉过敏者应注意休息，避免疲劳，加强锻炼，保证睡眠，增强自身的免疫功能；尽量减少外出活动，外出时戴好口罩、防护眼镜；不要"拈花惹草"，以防过敏性疾病的发生。饮食上也要忌食海里的发物及刺激之品，以免诱发或加重过敏。春季气温回升，万物复苏，病毒、细菌等病原微生物等也开始繁殖，甲型H1N1流感、肺结核、猩红热、麻疹、流行性脑膜炎等传染病最易播散也最易流行。此时，人们都应强化自我保护意识，讲究卫生，勤洗手、勤沐浴，居室、办公室也要经常开窗通风，少去或不去公共场所，不与传染病人接触，减少和避免传染病的发生。

夏季气候炎热，万物繁盛。在这一季节里，天地之气已经完全交会，万物开始开花结果。到了夏天呢，夏至时阳盛阴

生。夏天又分为盛夏和长夏，需要防暑，重点在于养心阳。随着大气变暖，暑天的时候，我们还要防暑热。每年，高温地区尤其是江浙沪地区高温中暑引起死亡

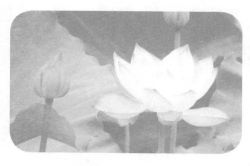

的事例时有发生。另一方面，现在的经济条件好了，还要防空调病，温度可以设定在26度左右，但不可贪凉露宿。大汗后，电风扇不能对着裸体直吹，以防风吹汗闭，发热、感冒。另外，温度过低也不利于健康。睡眠要充足，而且环境要保持通风且凉爽。夏天，在饮食方面要清淡，要多吃清暑健脾益气的食物，少吃冷饮。许多女性夏季痛经，与吃冰棍、冰激凌有很大关系。夏季在空调房间不能穿露脚趾头的凉鞋，防止寒从足起。空调房备外套或披巾防止肩背受凉。夏天热就给家人准备一碗绿豆汤，绿豆汤是清暑佳品。另外，夏天要在清晨和傍晚的时候运动，以散步为宜，不要太剧烈地运动。酷暑本身就伤人体的气，所以要注意保护身体的气。过多运动容易伤气。从情志来说，夏季重在养心，戒狂喜。

在长夏季节，我们经常说的桑拿天，气温特别高，在30度以上，同时湿度又特别大，能达到60%。一会儿出太阳一会儿又下雨，地湿上蒸，天暑下逼，形成湿热弥漫的环境。在长夏季节，要注意防湿养脾土，所以要防湿邪。饮食上，多用一些清淡清利的东西，比如西瓜。多吃蔬菜，水果适中，夏季不要图一时快活而贪吃冷饮、汽水、甜饮料，以免损伤脾胃，引发胃脘痛等病；不要吃不洁食物或变质食物，以防夏季肠道疾病。夏季虽酷暑难熬，也要少

吃从冰箱里拿出来的东西。少吃黏的东西，如汤圆、年糕、粽子等不易消化的食物，肉食也要酌减，因为这些很容易导致脾胃不和。饮食上宜食益气生津之物，多喝清暑解热的绿豆汤或绿豆、粳米、薏米粥，多吃苦味清火的苦瓜和新鲜蔬菜。经常喝一些绿茶、菊花茶。从情志的角度，要养脾，忌忧思，夏天就别多思多虑。

除此以外，我们还应"夜卧早起"，做到情绪平和、心情舒畅，切忌怒发冲冠；不要厌倦炎热，不要心烦意乱，俗话说：心静自然凉。顺应夏季主气，让体内的阳气得到自然宣散，确保身体气机宣畅、机能旺盛。夏季热浪滚滚，暑气逼人，应避之有时。宜选择阴凉通风处纳凉避暑，减少室外作业时间，干活必须躲避烈日炎炎的中午。同时需多饮凉开水，及时补充水分，尽量减少出汗，如感不适要及时休息，慎防中暑。

秋季天气清肃、草木凋零，肃杀之气会影响人体。天气转凉，阳气渐收，阴气渐盛，阴长阳消。秋冬要注重养阴，秋天要注意防燥，保肺金。你会发现不少有呼吸系统疾病的人，到这个时候就容易旧病反复，咳嗽且干咳少痰。呼吸有些不畅，就跟肺金的燥热有关系，在北方，很多人到秋天容易皮肤干、鼻子干、嘴唇干，这都是与秋天由燥气所主有关。在起居方面，早秋

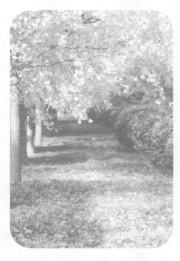

要防温燥，晚秋防凉燥，还要防秋季的感冒。秋季的感冒不仅是普通感冒，也可以是流感，误判就有可能造成不少重症的病例。饮食上，我们要吃一些清润甘酸的东西，喝点银耳百合粥，吃一

点清凉的，比如说，吃梨，喝梨水、荸荠水，这都是清润、甘酸的。最适合的运动是太极、八段锦。用小力度运动，以避免损害健康。

早秋时节温度较高，经过一个夏天，尤宜顾护脾胃，饮食宜清淡，多食健脾养胃的食物，如山药、莲子、扁豆、薏苡仁、山楂、牛奶、豆制品等，忌食辛辣油腻厚味之品，忌过饥过饱，以免伤及肠胃。患有慢性胃病者，特别要注意胃脘部的保暖，适时增添衣服，夜间睡觉要盖好被子，以防腹部着凉而引发胃脘痛或加重旧病。

秋季调养的重点是养肺，要减少悲伤，控制好情绪，保持神志安宁，舒张收敛有序，生活上保持积极、乐观、平和的心态。"笑"是一种最"便宜"且有效的养肺方法，"笑"可减缓肃杀之气对人体的影响，保持肺的肃降功能正常。否则就会损伤肺气，引发咳嗽、哮喘等病症。深秋季节，雨水渐少，天气干燥，饮食要以"滋阴润肺"为基本准则，多吃酸甘化阴生津、滋阴润肺的百合、银耳、芝麻、核桃、糯米、蜂蜜、甘蔗、话梅、山楂等酸味食品；多饮水、多吃水果与绿叶蔬菜，少吃葱、姜、蒜、辣椒等辛辣食品，以免耗伤阴津，出现皮肤干燥、口唇干裂、口舌生疮、咳嗽、毛发脱落等"秋燥"现象。

冬季水寒成冰，阳气肃杀，冬季要防寒保精血，要避寒防病。冬季阴盛阳消，冬至是阴盛阳生，在起居当中，要开窗换气。每天早晨上班之前半小时，晚上睡觉之前一小时，要通通风，而且不要蒙头睡觉。住在城市里的人早晚上下班高峰时要少开窗户，此时空气污染较重。冬天，我们一般说，要进补。冬天有很多的动物是要冬眠的。自然界的植物，在北方有非常典型的四季的生长化收藏的特点。生长化收藏，冬天要藏，养精蓄锐，为了下一个春天的到来而厚积薄发。物质基础是需要在冬天奠定的。许多注重健康的人，到深秋看医生，医生经过对他身心的望闻问切，辨证后，开了调养方子，做成中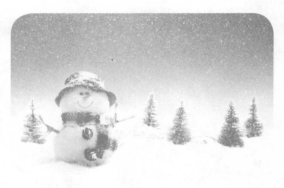成药，或做成膏方来让他服用，都是很好的冬季保养方法。如果肾精不足，到春天的时候容易导致心脑血管的疾病，或者引起旧病复发，这都是因为冬天没有养好。所谓"冬不藏精，春必病温"。冬天是以养肾为主，而且要避惊恐。

冬季，人们须"早卧迟起"。早睡以养阳气，迟起以固阴精。不要轻易扰动阳气，妄事操劳。要使神志深藏于内，安静自若；要躲避寒冷，求取温暖，冬季气候会诱使慢性病复发或加重，寒冷还会使血压升高诱发中风、心肌梗死，加剧溃疡、风湿病、青光眼等病的症状。所以，人们尤其需要注意防寒保暖，备好急救药品，慎防心脑血管疾病的发生和各种病症的加重。糖尿病患者还须做好足部保暖，预防糖尿病。同时，还应重视耐寒锻炼，提高御寒及抗病能力，防止呼吸道疾病的发生。冬季宜扶正固本，增强抵抗力。食补宜多吃红枣、桂圆、狗肉、羊肉、糯米、黑芝麻、银耳、木耳、枸杞和核桃仁、榛子、松子、栗子等坚果；药补补在医生指导下进行，切不可滥服补品，反而给机体加重负担，甚至造成损伤。每天可艾灸神阙、足三里、中脘、关元、气海等穴位保健。

山林深远，固是佳境，背山临水，气候高爽，土地良沃，泉水清美，地势好，亦居者安。

——孙思邈

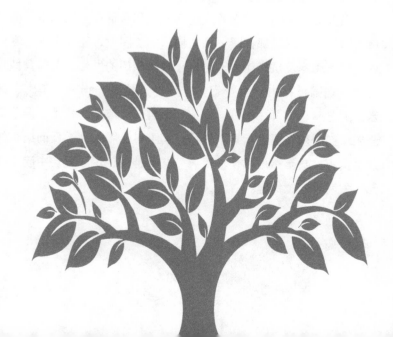

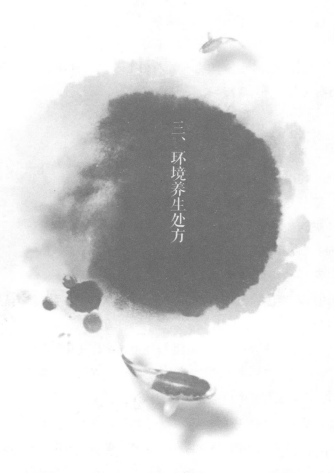

三、环境养生处方

问：在日益恶化的生活环境中，人们应该怎
样保护身体，尽量避免环境的伤害？
答：关注环境，注重护养，关注生活的细节。

◎ 在日益恶化的生活环境中，人们怎样保护身体，尽量避免环境的伤害？

第一，自然环境与养生。我们所处的城市或农村的地形怎么样，空气是新鲜的，还是被污染的，饮水如何？有一些是天然的，有一些可能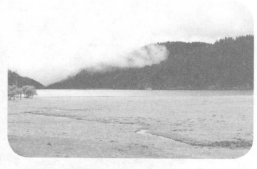也跟人为的环境有关，原来的水很清洁，现在水污染了，就会影响到我们的健康。

人类生活在自然界中，人体的生理功能、病理变化又不断地受到自然界的影响，自然环境的优劣直接影响人们寿命的长短。唐代孙思邈的《千金翼方》中也提到："山林深远，固是佳境，背山临水，气候高爽，土地良沃，泉水清美，地势好，亦居者安。"自古僧侣皇族的庙宇行宫，多建筑在高山、海岛、多林木的风景优美地区，现今的疗养院，也基本上都建于这些地方，充分说明环境养生与康复医学中"疗养"的指导思想是一致的。总的说来，洁净而充足的水源、新鲜的空气、充沛的阳光、良好的植被以及幽静秀丽的景观等都是适宜人类生存的自然环境。相反，大气污染、水源污染以及不良的地理条件则造成某些疾病的患病率和死亡率升高。1991年海湾战争期间，英美军队向伊拉克发射了大量贫铀弹，造成核辐射，十年后的今天，伊拉克出现大量因母亲受核辐射影响而生下的畸形婴儿。同时，许多成年人还患上症状相似的血液病，该国的死亡率也因此上升了近千个百分点，这表明自然环境的污染破坏，直接影响到了人的健康和生命。

第二，居住环境与养生。在2003年"非典"以后，无论是北京还是其他一些城市，因为板楼通风非常好，所以其涨价幅度是最大的。为什么会出现这样

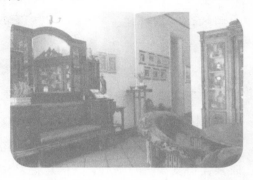

的情况呢？就是因为人们重视健康，所以，居住环境的清洁、安静，甚至居住环境被美化和绿化的程度，都可能会影响我们的健康。我们可以量力而行，选择适宜我们的居住环境。居住的地方要阳光充足、空气流通、温度适宜，且能避开潮湿、污染。要达到这样一些基本条件，房屋的朝向选择是至关重要的。就我国大部分地区而言，建房的最佳坐向应该是坐北朝南，但如果是在地球的南半球，如南美洲，则应以坐南朝北为好。选择居住地应避开不利于健康的水源、矿藏，避开高压线强电场、强磁场和有超声波、放射线的地方，选在自然环境优越的地方。有条件的情况下，应把建房位置选在依山傍水的地方。现代的疗养院多建筑在这些地方，既有苍松翠柏，又有山泉流水，这样的居住环境幽静清洁，令人神清气爽、心旷神怡，最有利于健身防病。最后，在居住环境的建筑方面，既要选择良好的地址和理想的朝向，又要考虑到各地区的地理条件和气候特点、人民的生活习惯、物质条件和人口的发展情况，因地制宜地创造出不同特点的房屋结构。

第三，居室环境。如果是在室内，通风的问题、采光、湿

度、温度怎么样才好？甚至，你的装饰当中的色彩、气味、气温、湿度、气流、辐射等，都可能会影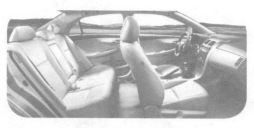响你的身体健康。通风不好，肯定对你的健康不利；如果不采光，像植物当中，没有光合作用，会影响我们体内一些维生素的转化；如果湿度高，我们体内也会感到很不舒服。温度过低，有时候会引发一些心脑血管病的急性发作。冬季，室内日照时间长，通过紫外线的杀菌和促进人体中钙的代谢作用，又可免于葡萄球菌和链球菌的感染，适于虚弱的病人以及患胃肠疾病、贫血、肾炎、佝偻病等人士居住。北面开窗的阴面房间，具有清凉的微小气候，适用于高血压及易烦躁发怒的人居住，有助于解除高血压人群的紧张情绪，从而使降压药物发挥疗效。居室内的基本要求是：冬天温暖舒适，夏天清爽凉快。一般说来，居室内的适宜温度为16—24摄氏度，相对湿度是40%—60%，冬季湿度最好不要低于35%，夏天不宜大于70%。在这种情况下，皮肤的温度基本上没有变化，机体和外界环境也维持着良好的热平衡。如果室内温度过低或过高，湿度过大或过小，都会使人感到不舒服。室温过高，环境闷热，常可引起感冒、中暑等；室温过低，会诱发气管炎、心肌梗死及脑血管病。尤其对于老年人而言，室温更为重要，室温低可发生"老年低体温症"，严重的低体温症常有意识障碍、颈项强直、血压下降、心动过缓或心律不齐等症状。如果室内过于潮湿，空气过于污浊，就常会使人因气血郁滞而发病。久居湿地，常可引起感冒、肾炎、风湿病等。所以，我们要经常通风。居室内的自然通风可以保障房间内的空气新鲜洁净，排出室内湿热秽浊之气，还可加强蒸发散热，改善休息环境。通风差的住宅，则容易发生或传播各种传染病，特别是呼吸道的传染病，如麻疹、白喉、猩红热、百日咳、肺结核病等。色彩对于一个人的心情影响很大，你本来从早到晚已经活动一天了，回来以后，你进到一个红色的房子里，会更加兴奋，不能安静下来。所以，繁忙的你最适合去的房子，是用淡绿色或者淡蓝色调装饰的。在目前的情况下，环境养生有一些突出的问题，比如说，环境污染所导致的疾病。在家居装饰过程中，有的朋友为了省那几万块钱，没有用非常绿色环保的装饰品材料，可能就伤害了你家人的健康。装修过后，人们容易出现皮肤瘙痒、发疹子、打喷嚏、流鼻涕、睡眠差，或易感冒，甚至女性朋友还出现月经不调的症状。有一些家装后的家庭，小孩的血液出了问题。有权威专家发布，小儿的、少年的白血病，有70%是跟一年之内进行过家装有关系。所以，作为家长来说，要在家装的时候，尽量避免一些问题的发生。

还有少数人，在装修过后出现了胸闷、气短、头晕，二十年前我在临床上还见到一个患男子不育症的年轻人，怎么治，他的精子也不增加，后来怀疑他家的天然大理石地面，因为有的天然大理石存在一些放射性元素，可能会对他的生育产生一定的影响。所以他把地面全部换掉，过了一年，妻子果然怀孕了。室内环境还要避免或减少微波炉、电磁炉、电吹风、手机的使用频率。要尽量少用，必须用时人要远离它们。手机使用最好用耳机或免提。听手机电话还有"三要领"：一、电话接通后三秒钟后，再放耳朵上听；二、尽量不在电梯、高铁、汽车，以及充电时打电话；三、不把手机放在左上衣口袋或裤兜里和枕头边。手机的辐射是确定的，但在以上情况下，手机的辐射最严重，所以要尽量避免。另外，现代城镇的私家车越来越多，车内的装饰，包括机器零件有损害健康的物质，如果你通气不好，时间长了也会成为健康的危险。我在十年前遇到一个刚入职一年的女孩，因为从工作单位回家需要坐三个小时公共汽车，所以他爸爸就给宝贝女儿买了小汽车代步上下班，结果七个月后女孩得了严重的再生障碍性贫血，她入职时很健康，所以血液专家怀疑是汽车里的零件或皮座椅散发的甲醛、苯等化学有害物质使得这个一天有三个小时在车里的孩子得了病。另外，办公室的环境很容易让我们得空调病，现在有很多单位都是中央空调，从人体健康角度考虑，也需要我们做一些完善的措施，比如定期清理过滤管道，以及让空调房间定时通风换气。

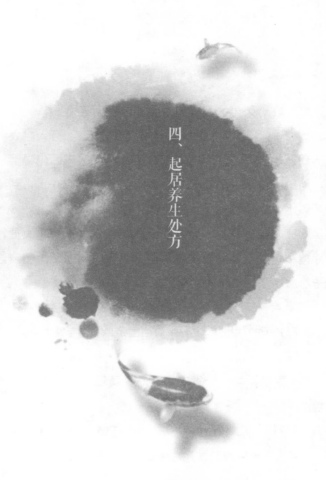

四、起居养生处方

问：怎样的起居才能健康？
答：每天追逐太阳的人才能变得健康。

◎ 每天追逐太阳的人才能变得健康吗？

首先，气血在一天内的不同时辰会流经不同经络。

5—7点（卯时），大肠经最旺，最有利于排泄。有人想大便但是很难达到，怎么办？你可以试试，每天早上起床后先喝上一杯温开水，简单方法是在前一天晚上睡觉前放半杯凉开水，到早晨再续半杯热水，这样的一杯水温水里可以加点蜂蜜，出汗多可以加点盐。喝完水揉揉胃，一会儿就会有便意，早上解了大便，有利于排泄糟粕，防止肠子里的毒素被重复吸收，保证大肠清洁通气，肚子舒服多了，心情也会轻松，真的很爽哦！

7—9点（辰时），胃经运化期，吃好早饭最重要。身体在一天中营养吸收最充分的时候就是早上，早晨当皇帝，吃得丰富为好。

A餐谱：一杯豆浆，配一个煮鸡蛋，几片黄瓜，一个水果，一片面包。

B餐谱：一杯牛奶、煎鸡蛋、小馒头、小西红柿、一个水果。

C餐谱：一碗粥、一杯酸奶、几片火腿、西葫芦饼或葱花饼。

不管哪种餐谱都要配一小碟醋泡黑豆、几片醋泡生姜片，早晨不出门也可以吃黑木耳拌圆葱丝。长期不吃早饭的人容易得胆结石和其他营养不良的病。

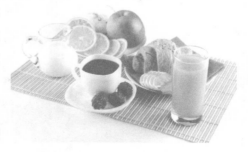

9—11点（巳时），脾经主时，面容显得最

美。脸上穴位及经络丰富，脾经气血充足，上荣面部，面容姣好。

11—13点（午时），心经，天地气机的转换节点。太阳此时在最高处，过了这个点儿，太阳就西下，此时人体阳盛阴弱，阴阳顺接就像交接班，不能忙乱，需要安静，午休最好。所以午饭要吃饱，午饭时间不宜长，饭后最重要的是闭眼休息，哪怕睡不着都需要闭目养神。如果你中午在应酬之中得不到应有的平和，下午就会没有精力，工作效率也不高。

13—15点（未时），小肠经，"大内总管"。此时是最适合喝水的时候。人体的70%由液体组成，所以需要不断地新陈代谢，每日饮水6—8杯就有助于细胞更好地新陈代谢。我想，流水不腐的道理人人都知道的。有"进"才能更好"出"。顺便说一下，喝水的杯子，玻璃的、瓷的、紫砂的、不锈钢的都可以，一般别长时间用塑料的，也不能长期用纸杯喝热水、热茶、咖啡。

15—17点（申时），膀胱经，排毒最佳。一般来说，白天每两小时小便一次为好，及时把体内的废物排出去。如果长时间憋尿，加重泌尿系统的负担，易诱发前列腺炎和女性泌尿系统感染，年龄越大越容易加重。当然，夜里最好不起来上厕所。

17—19点（酉时），肾经，贮藏精华，补元气。这是吃晚饭的时间，年龄大的人晚饭少吃为佳，有人总结说晚饭要按乞丐的标准吃，不仅量要少，还要吃得粗淡，少吃肉，有不少年轻人一天三顿饭就指望晚饭好好回家吃，久而久之就胖起来了，一查B超才发现有脂肪肝。再过几年，又发现血糖高、血脂高，甚至血尿酸也高。也有的人下班太晚，晚饭在8、9点甚至更晚时间才吃，容易消化不良，快要休息了，你的肠胃还在加强蠕动，也会影响睡眠，因为胃不和则卧不安。

19—21点（戌时），心包经，负责产生愉悦的感觉。此时最适合与朋友或家人聊聊天，交流感情，身心愉悦。

21—23点（亥时），三焦经，此时最适合孕育。

23—1点（子时），胆经，阴气最重。为了保护体内初生的阳气，务必睡觉。因为只要动，哪怕仅仅在电脑前睁着眼睛熬夜，也伤阳气。

1—3点（丑时），肝经，血归于肝。此时只有睡眠才能养足肝血，带动全身排毒。此时对肝的保护很重要，如果此时不睡眠，人体血液主要供给脑部，内脏供血减少，肝脏缺血缺氧，肝脏的排毒功能也减弱，时间久了，会造成肝脏的损害。轻则会发生消化系统疾患，重则发生免疫系统疾病，青年人最容易发病。所以，"长期熬夜等于慢性自杀"的说法并不夸张。若有急性或慢性肝炎或肝硬化病的人，更得注意不能熬夜。

3—5点（寅时），肺经，气血由静到动的转化过程。有呼吸道疾病的更应注意，尤其要保持呼吸道的通畅。

　　起居作息对于人的健康养生而言，也是非常重要的。怎样通过起居作息来达到养生保健呢？起居有常这是一个原则，包括起卧有规律，劳逸适度。有很多疾病是积劳成疾，甚至也有很多人是累死的，所以劳逸结合非常重要。人们常说，不要让自己的身体过分透支，要储蓄健康，只有这样，你对社会的贡献才是长久的。你想想，假如你四十岁就得了重病，即使再能干，和你工作到六十岁退休，甚至，你七八十岁还在为社会做贡献，你说贡献度差多少？还有，生活一定要规律，要保持合理的作息习惯。唐朝著名养生家、医学家孙思邈所著的《千金要方》指出"寝思失时伤也"。"善摄生者，卧起有四时之早晚，兴居有制和之常制。"意思是：要根据时令制定一套符合生理要求的作息制度。孙氏对人们的四季作息时间，还提出了不同的要求。指出"春欲晏卧早起，夏及秋欲侵夜乃卧早起，冬欲早卧而晏起"。并指出"虽云早起，莫在鸡鸣前，虽云晏起，莫在日出后"。这种论述很有道理，因为人体时刻处在动与静的交替之中，只有适应四季气候变化的客观规律，日出而作，日落而息，才符合人体的生理要求，有益于身体健康。孙氏养生有法，身体力行，所以他活到了一百多岁高龄。

中医认为，一日之内随着昼夜晨昏及阴阳消长的变化，人体的阴阳气血也会自动进行相应的调节而与之相适应。人体的阳气在白天运行于外，推动着人体的脏腑器官进行各种活动，所以白天是学习或工作的最佳时机。夜晚，人体的阳气内敛而趋向于里，则有利于机体休息以便恢复精力。现代医学研究也证实，人体内的生物钟与自然界的昼夜规律相符，按照体内生物钟的规律而作息，有利于机体保持健康。

一年起居有常

指人体应按照春夏秋冬四季的变化规律对起居和日常生活进行适当的调整。一年四季具有春温、夏热、秋凉、冬寒的特点，生物体也相应具有春生、夏长、秋收、冬藏的变化。人体在四季气候条件下生活，也应顺应自然界的变化而适当调节自己的起居规律。《黄帝内经》称"春三月，……夜卧早起；夏三月，……夜卧早起；秋三月，……早卧早起；冬三月，……早卧晚起。"意思是说：四季的作息时间应有所不同，"春夏养阳"宜晚睡早起，而"秋冬养阴"则应"早卧早起"继而"早卧晚起"。我们可以根据自己的具体情况对作息时间作适当调整。

另外，还包括一些很实用的日常养生方法，例如：口腔保健，"三叩"，就是叩齿。我们刚才谈到过的，肾是主骨的，齿为骨之余，所以要叩齿，上下牙齿相叩，可以强肾，强骨骼。当然你不要想起来时才做一次，还是多做吧，要常做多做。最好是每天早晚各做一次，一次做1—2分钟。时间长了，你自己就会感觉你的牙齿变得坚固，而且本身还可以通过这样的经络调节，达到强肾的目的。还有九咽，就是用你的舌尖，去舔你的上腭，可以前后左右滑行，或用舌尖来转圈，完成这个动作后你会发现，你的口中产生了口水，这个口水不要吐出去，要把它咽下。因为人体当中，有一个非常重要的系统，就是津液与气的系统，津液的上升需要气，而津液可以化生为气。那么，我们如果早晚做这个动作，尤其是早晨，对于津液系统的激活和调节会很有帮助。我们晚上也需要这样一个调节，然后再入睡，这样就能保证你在晚上的时候，津气系统可以处于一个平稳的循环状态。所以，你晚上就不至于口干了。除了三叩九咽之外，我们还有浴身保健法。水浴、日光浴、空气浴，都是我们日常起居可常用的养生方法，还有服装方面，也要顺时适体，这也是起居养生的一种内容。另外，还有排便保健法，保持小便、大便通畅。

另外，在每日起居养生中，还应注意要长期坚持"冷面、温齿、热足"的保健方法。

冷面，指用冷水洗面，冷面可以提神醒脑，使人头脑更为清醒，特别是早晨用冷水洗脸可以迅速驱除倦意，振奋精神。冷面还可以促进面部的血液循环。不过，口腔内的温度是恒定的，如果刷牙或漱口时不注意水温，经常骤冷骤热，则会导致牙齿和牙龈出现各种疾病，使牙齿寿命缩短。

热足，指每晚在临睡前用热水（45℃左右）洗脚泡脚。中医认为，双足是人体阳经和阴经的交接地点，有许多穴位，对全身的气血运行起着重要作用。西医认为，足部为肢体的末端，又处于人体的最低位置，离心脏最远，血液循环较差，用热水泡脚洗脚，可促进人体的气血运行，有舒筋活络，颐养五脏六腑的作用。西医讲热水泡脚可促进全身血液循环，从而达到增强机体各个器官的生理功能和恢复体力的目的。

每日"十常"助健康：

一常梳发，健脑美发。

二常搓面，护眼美容。

三常揉鼻，防治过敏。

四常弹耳，健壮全身。

五常叩齿，强骨固齿。

六常旋腹，排便减肥。

七常伸肢，扩胸活颈。

八常运目，防目干涩昏花。

九常提肛，改善循环。

十常摇头写"米"字，舒经醒脑。

在所有休息方式中，睡眠是最理想、最完整的休息。

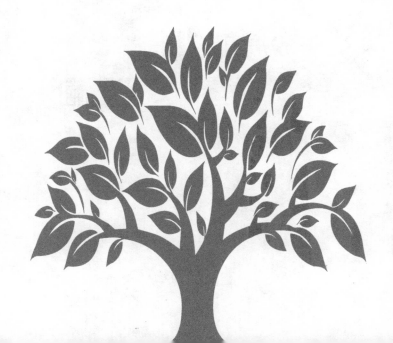

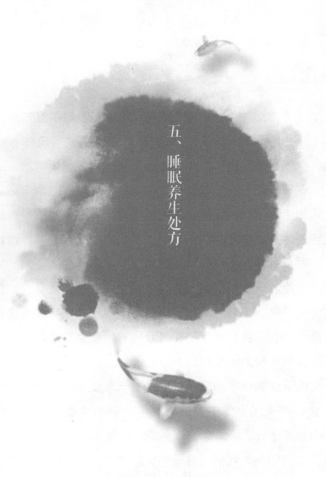

五、睡眠养生处方

问：怎样的睡眠才是健康的呢？

答：临床大量实例告诉我们，不睡子午觉，
对健康有害。

◎ 怎样的睡眠才是健康的呢？

　　在人的生命之旅中，大约有1/3的时间是在睡眠中度过的，也正是这1/3的时间才为人在剩余的2/3的时间里进行工作、学习、起居、娱乐等活动提供了可靠保证。有人写了一副对联：上联是"生命在于运动"，下联是"精神来自睡眠"，这两句话深刻反映了人体生命活动的规律。在所有休息方式中，睡眠是最理想、最完整的休息。在睡眠状态下，人的肌肉放松，心率减慢，血压降低，呼吸减慢，唾液和尿液分泌减少，代谢降低，只维持必要的基本功能。研究显示，大脑在睡眠之中的耗氧量最少，良好的睡眠能使呼吸、循环、消化、内分泌等各种功能得到全面休整，促进身体各部分的生长发育和自我修补，使免疫功能、抗病能力增强，有利于精力恢复和脑力提高。然而，在现代社会中，加夜班、夜生活连轴转等却成了很多人的家常便饭，甚至成了一种生活方式，在不知不觉中，这些都使我们的睡眠时间大大缩短，对身心健康造成了极大危害，影响人们延年益寿。

　　首先，在时间上，我们要睡子午觉。其次是睡眠的方位与姿势，一般来说，头北足南以右卧为最好。"卧如弓"，右卧以舒脾气，让气血归于肝。最不好的是趴着睡觉，对心脏和胃肠都有压迫。尤其是喝酒后，禁忌俯卧。我就听说过这样的故事，一个老板晚上去应酬，喝了不少酒，回家以后，太太一看他又喝多了，就不理他，他径直走进卧室，把自己摔到床上就趴着睡着了。半夜里，他胃里的食物往上返，呕吐物进入气管最后窒息而死。事情发生后，他太太后悔莫及。假如他的睡眠姿势不是趴着睡，可能这个悲剧就不一定会发生，所以睡眠的不良姿势不仅不利于保健，甚至还有可能对你的生命造成伤害。还有，睡眠卧具、床铺要舒适，要不软不硬。现在，有的床太软，实际上对颈胸腰都不好。尤其是老人和小孩子，腰不好的就更不能睡软床了。另外，枕头也不能太高，有一些枕头装得东西太软了，实际上也不利于自己头部和颈椎的休息。在临床中，我见到很多得颈椎病的人经常会出现脖子发紧、头痛、手麻的症状，详细询问，才发现他们的睡姿都不正确。在纠正了睡姿，辅以治疗之后，这些病人的病情就逐渐好转了。睡眠还是有一些注意事项的。就是忌在睡前七情过极。跟人发了一顿火，或哭了一场后马上睡觉，都会严重影响睡眠质量。家长会发现，大哭一场的孩子在睡觉时都会一惊一乍的，他们总是心神不定。发火后睡觉的成年人，他在睡眠中做的梦也都是在跟人吵架。另外，睡眠前还切忌多言。我们在一天很繁忙的工作学习结束之后，想着跟朋友聊聊天，或者是跟亲友聊聊天，但这一聊就容易说多了，或者"电话粥"一煲就一两个小时，这些都不适合在睡觉前去做。睡觉前切忌不要用手机打时间过长的电话。说到手机了，容易忽视的是接电话的技巧，我们应该首先在远处接通然后再拿到耳边，或者最好使用耳机通话。因为手机辐射毕竟会对我们的健康有一定影响，但我们现在谁也离不开手机，那么就要避免手机对人体产生过多的影响。在睡前，我们还要忌饱食、饥饿，包括有一些朋友晚上特别喜欢吃夜宵，加完班以后，一定要吃得饱饱的。甚至这一天的饭都让一顿夜宵给填补了，然后晚上没有时间消化就回去睡觉，这样，你的睡眠质量肯定不高。因为，从中医学的角度来讲，睡眠跟胃有很大的关系，所谓"胃不和则卧不安"。很多小孩，是因为胃肠积食生热，所以睡觉总不踏实，总在蹬被子，还磨牙说梦话等。所以饱食对于胃肠的影响很不好，只有胃和，才能睡得安稳。同理，饥

饿也不行，如果你特
别饿了，不吃点东西
就睡觉，那你今天的
觉也不能睡好，胃气
也是不和的。还有，
睡前切忌大量饮水。
有的人说大量饮水对

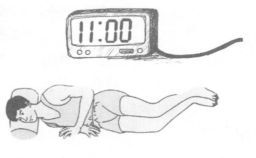

皮肤好，对身体好，但实际上，在睡前一个小时之内，大量饮水是
不利的。会增加肾脏的负担，起床排尿，也影响睡眠。尤其女同
志，可能会引起眼袋的加重。另外，饮水时，如果加入浓茶或咖
啡，那对自己的神经调节就更加不利了，睡眠质量很容易受影响。

　　当你睡眠不足时，第二天就会显得疲惫不堪，无精打采，
感到头昏脑涨，工作效率下降，情绪也不稳定。若经过一次
良好充足的睡眠后，这些情况会随之消失。可见睡眠是消除
疲劳、恢复精力的主要形式。美国一项研究显示，一组受测者
被限定每天睡眠不能超过四小时，然后接受流感疫苗，其结果
跟良好睡眠接种组相比，前者产生的抗体不到后者的一半。又
如，经常失眠必然会导致体弱多病。有位生理学家用狗做过实
验：每天只给狗喝水而不给食物，狗能活25天；若连续五天不
让其睡眠，结果体温下降4℃—5℃，若超过七天七夜不睡觉，
便有生命危险。我们很多人都看过《走西口》这部电视剧，土
匪整治"肉票"就是用"熬鹰"（不让睡觉）的方法，人经不
起长时间不让睡觉的折磨，就只好答应土匪的条件，多出钱让
家人把自己赎回，否则土匪就会"撕票"。可见缺乏睡眠对身
心健康的危害是多么大。

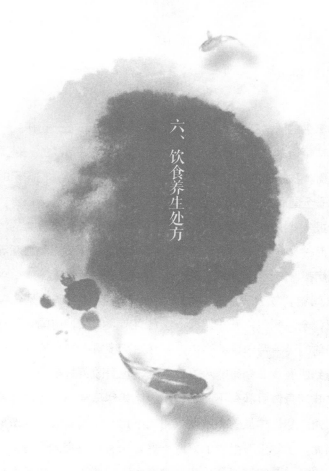

六、饮食养生处方

问：民以食为天，有朋友说大多数疾病都是
　　吃出来的？真的是这样吗？
答：是的，全球早逝群体中有47%的人是由于饮
　　食失衡。

◎ 民以食为天，有朋友说大多数疾病是吃出来的？真的是这样吗？

世界著名的医学杂志《柳叶刀》，在2000年公布了一份研究报告，说全球早逝的群体（就是过早去世的群体）中有47%的人是源于饮食失衡。我的总结是：常常吃客饭，渐渐入祠堂。我们国家的卫生部对于全国居民的营养与健康现状，也有过专项的调查报告。这个调查报告就指出，国民的膳食结构不尽合理，肉类及脂类的消费过多，而谷类食品消费偏低，心脑血管疾病、糖尿病、高血脂等许多常见病都与饮食密切相关。所以，需要我们高度重视。

药食同源，饮食养生是中国人的创造。我们强调的是，要合理调配，全面配伍，五味调和，饮食有节。其实，中国人早在2000多年前的《黄帝内经》当中，就开始高度重视饮食养生。中医学认识到所有食品都有寒热温凉之性，也有酸苦甘辛咸之味。不同的性味对身体脏腑有不同的作用。比如寒凉食品对热性体质有调节作用。寒性体质的人就要少用或不用，否则就会对你造成伤害。因此，食物没有绝对的好或不好，只有对每个人合适或不合适。再比如，苦味有泄热作用，虚寒之人就要慎用。中医学强调的是药食同源，因为大家知道中药都是天然的东西，所以我们的食品当中有很多也是中药。只不过，能当成菜和粮食的，我们就不叫它是药，而是叫食物，但它具有食疗的作用。那么，不能当饭吃的，因为它的口味有些不好，所以我们就把它叫做中药，所以药食是同源的。在养生或者治疗疾病的过程当中，可以食疗再加药疗。《黄帝内经》有过这样经典的提法，"五谷为养，五果为助，五畜为益"。谷，就是各种谷物、主食，它们具有调养脾胃的作用。果，就是水果的意思。具有多种维生素，可以帮助身体吸收足够的营养。肉类，各种牲畜禽类的肉，都有补益的作用，如果没有信仰的问题，也可以多吃素食，但我们医生不提倡一点都不吃肉类，吃点肉一是为应付高强度的工作、学习；二是为身体补充营养。还有"五菜为充"，是用蔬菜来进行补充。

"气味合而服之，以补益精气"，意思是：要不断补充人体所需要的精气，使饮食化为更多气血。这样一个过程才能保证我们身体的气血充盛和健康。

饮食宝典一日口诀：一日不可无绿，一日不可无豆，一日不可无菇，一日不可无奶，一日无茶则滞，三日无茶则痛。

"一日不可无绿"，意思是每天都要吃一些绿色的东西，绿色的蔬菜、绿色的水果中含有丰富的活性物质及维生素。

"一日不可无豆"，是要我们吃一些豆类的东西，无论是豆粥、豆浆，还是豆腐，豆芽也行，每天都要吃一种。中老年人，多吃黑豆、黄豆、青豆，这些豆子类的植物蛋白质很丰富，能补充因人体激素水平下降而导致的不足。少年儿童多吃豆类，这些植物的生命种子补充了生长发育所需的营养。或者早中晚饭中配醋泡黑豆、醋泡花生作为小菜。

"一日不可无菇"，即各种菇类，如木耳、茶树菇、香菇、金针菇、松茸等都具有排除毒素、调

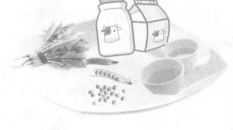

节免疫系统的作用，尤其是在大城市里，有空气污染对人体呼吸道的伤害以及各种食品添加剂的滥用情况，更需要人们经常排除毒素，保护身体。

"一日不可无奶"，奶中不仅有丰富蛋白质等营养物质，而且含钙。牛奶、羊奶、酸奶都可以喝。

"一日无茶则滞，三日无茶则痛。"茶是极好的饮品，可以排除有害物质，可以补充微量元素，可以防癌，可以调节胃肠和神经。

在饮食养生当中，我们更要强调饮食有节。"节"是节制的意思。它包括进食的定量和定时。我们经常说，早饭要好，午饭要饱，晚饭要少。尤其是老年朋友，晚饭吃个七八成饱就可以了。小孩在晚上不能吃得太多，尤其是在冬季，晚上吃得太多，幼儿园回来以后再跟着大人吃一顿，晚上睡觉就不踏实了，长此以往，肠胃就容易积热，接着就很容易感冒发烧。另外，要少食多餐，少吃肥甘厚味的东西，少吃生冷的东西，尤其是在你有咽炎啊，流鼻血啦，脸上已经有面疮的情况下，如果多吃辛辣的东西，就会加重你的病情。另外，我们还要根据四季气候的变化来进行自我调节。比如说，春季要顺生发之气，吃一些辛甘生阳气的东西。如韭菜、豆芽、生姜等。那么，夏季呢，可以吃一些苦味清凉的东西来清心除暑，如苦瓜、西瓜、绿豆等。那到秋季呢，易收不宜散，要吃一些酸性的东西，来收敛补肺。秋燥会伤津液，所以要注意滋阴润肺。可以吃梨、苹果、百合等。冬季寒凉，最宜食用滋阴温阳，营养比较高的膳食，如羊肉、核桃等。

我们强调平衡膳食。膳食平衡有四个要素，膳食当中的所有饮食都是有寒热温凉这样一个平衡的，其中还有酸苦甘辛咸这五味的平衡。当然，我们的进食快慢也要平衡。进食的量跟你的活动量也要平衡。换句话来说，如果你今天的活动量特别大，那你就可以多吃一点，如果活动量特别小，那你的进食也要少，否则你就会长肉了。

"吃得好不一定吃得对，吃的贵不一定吃得对。"有的时候我去超市，会经常看到在我前面排队的家庭主妇，买的全都是肉和肠，还有各种方便面、饼干、蛋黄派、薯片、果冻，以半成品或成品的东西为主，大量的饮料，包括碳酸饮料。你知道吗？有的国家就不让青少年喝碳酸饮料。因为它肯定会对人的身体有不利的影响。听说过这样的故事吗？一位妈妈在80年代中期有了自己的宝贝儿子，妈妈十分疼爱他，在他会说话以后，妈妈每天给他买一罐碳酸饮料，从不间断，孩子27岁那年查出肾功能不全，医生排除了所有导致肾功能不全的原因，最后推断是饮料所致，追悔莫及。

"吃得好并不意味吃得对"

合理调配，五味调和。饮食的主要分量是金字塔底层的粮食和蔬菜。其次才是肉、果，最少的应是脂肪和糖等。以一个50岁的人为例，肉、脂类与粮食菜果类的比例有4:6甚至3:7就可以了。否则，随着年龄增长，代谢能力下降，体重就会不断增加。记住，肥胖是所有

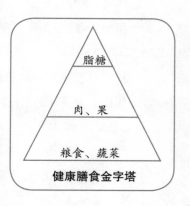

健康膳食金字塔

疾病的基础条件。我国是多民族大家庭，凡是农耕民族的人们更要注意自己对肉和脂肪的控制。游牧民族的人们代谢肉和脂肪等能力要强些，可以多吃一点。多吃天然食（药物）品，少吃合成食品（维生素片）。

健康常用汤、粥方

1. 当归生姜羊肉汤

    作用：补血温阳散寒。

    用料：当归10克，生姜五片，羊肉500克。

2. 小米海参粥

    作用：补益元气。

    用料：小米100克，海参三个。

3. 百合莲藕汤

    作用：养阴凉血。

    用料：百合50克，莲子20克，藕500克。

4. 冬瓜薏米汤

    作用：利湿。

    用料：冬瓜500克，薏米50克。

5. 荸荠梨水

    作用：清热养阴，润肺止咳。

    用料：荸荠500克，雪花梨250克，冰糖20克。

6. 山楂红枣汤

    作用：补血活血，滋阴降脂。

    用料：山楂100克，红枣100克，大米100克，枸杞子10克。

7. 银耳雪梨汤

    作用：润肺止咳。

    用料：银耳50克，雪梨250克。

8. 绿豆百合粥

    作用：清热养阴利湿。

用料：绿豆50克，百合20克，小米100克。

9. 玫瑰花红豆大米粥

作用：养血活血，化斑美容。

用料：玫瑰花20克，红豆30克，大米100克。

10. 荷叶红薯糯米粥

作用：健脾养胃通便。

用料：荷叶20克，红薯200克，糯米100克。

11. 乌鸡黄芪红枣汤

作用：补气养血，有利于产后恢复，手术、化疗康复。

用料：乌鸡500克，黄芪30克，红枣20克。

12. 莲子核桃黑芝麻粥

作用：养心安神，补肾生发。

用料：莲子20克，核桃20克，黑芝麻15克，大米100克。

13. 鲫鱼萝卜汤

作用：养阴通乳。

用料：鲫鱼200克，萝卜100克。

14. 山药小米紫米粥

作用：健脾养胃护肝。

用料：山药50克，小米50克，紫米50克。

15. 人参果山药大米粥。

作用：益气养阴，生津防暑。

用料：人参果50克，山药50克，大米100克。

健康饮品一箩筐

品茶

茶是色、香、味、形四美俱全之物，茶不但有丰富的文化，而且逐步登上了养生、健身的科学殿堂，在博大精深的中国茶文化中，茶道是核心。茶道最早起源于中国，中国人在唐朝以前，就首先在世界上将饮茶作为一种修身养性之道。

在我国最早的药学专著《神农本草经》中早就提出："茶味苦，饮之使人益思、少卧、轻身、明目。"历代学者根据约500种古代文献资料的记载和研究成果，将茶的功效归纳为"二十四功效"，包括：少睡、安神、明目、清头目、止渴生津、清热、消暑、解毒、消食、醒酒、去肥腻、下气（消胀、止呃）、利水（通小便）、通便、止痢、去痰、祛风解表、固齿、治心痛、疗疮治瘘、疗饥、益气力、延年益寿等作用。

营养丰富　茶叶中含有比其他新鲜水果更丰富的营养：大量的维生素C、维生素B、核黄素、路丁、维生素C，有防治坏血病且抗癌的功效；维生素E、P有软化血管，防止心血管疾病发作的药效；还能促进上皮细胞的修复，增强毛细血管的柔韧性，维持血管弹性，对心脑血循环十分有益。

解毒生津除疲劳　茶叶中的茶多酚具有解毒、杀菌、生津、止渴作用，能软化血管并防止血管破裂，活血化瘀、降低血脂、防止血栓、抑制癌细胞变异等作用；并能刺激大脑皮层，饮用后可消除疲劳，振奋精神，促进呼吸和血液循环。

强心利尿助消化　茶的主要成分含咖啡因和鞣酸。咖啡因是兴奋剂的一种，有扩张冠状动脉和抑制肾小管重吸收的功能，鞣酸不但有抗衰老作用，而且能分解脂肪，所以食油脂后饮茶有助消化。

抗酸防龋　茶叶中的氟有较高的抗酸防龋能力，对老年人的牙齿有良好的保护作用；可减少骨质疏松的发生，有利于老年人的健康。

提高免疫力　饮茶能提高人体的抗病和免疫能力，防止体内蛋白质的消耗，具有兴奋中枢、强心利尿以及杀菌解毒等明显的功效。长期饮茶会对牙齿的养护、血脂、血压、血糖的稳定、冠心病的防治产生良好的效果，并能及时化解相当一部分人的胸闷不适、头昏无力。

茶的分类

主要分为绿茶、红茶、乌龙茶、白茶、黄茶、黑茶、普洱茶、再加工茶。

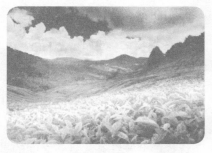

饮茶注意事项：

1. 不要喝浓茶。喝茶以清淡为佳。因为浓茶中含有大量咖啡因及大量鞣酸，可使胃中蛋白质凝固沉淀，影响消化吸收；鞣酸干扰铁的吸收，易致贫血；鞣酸有一定的收敛作用，能导致便秘；鞣酸还影响胃液的分泌。因此，凡有慢性胃病、消化不良、贫血、失眠、便秘的人均不宜喝浓茶。

2. 不要嚼食茶叶。茶叶中含有微量的3.4—苯并芘，有致癌作用，但不溶于水，喝茶无妨。茶叶经咀嚼后，苯并芘便被释放出来，容易被人体吸收。

3. 不要用茶水服药。因茶叶中的化学物质会在胃肠道中与药物发生结合、分解、沉淀等反应，妨碍药物吸收。

4. 不要留茶垢。有些人的茶杯内层往往会留一层茶垢。这些茶垢中含有镉、铅、砷、汞等物质，对人体有害。

市场上的茶饮料与茶是两回事

茶饮料多是经特殊工艺制成的茶汁浓缩液或干的茶粉与其他必要添加物配制而成的。茶粉或茶汁虽然提取自绿茶本身，但并不具备绿茶所含有的所有营养成分，况且饮料中的香味剂和保鲜剂也会使绿茶饮料在保健功能方面无法与直接冲泡的绿茶相比。

不同的茶，具有不同的性能

绿茶属凉性，具有清热作用，经常生口疮、咽喉痛、大便干，以及有尿黄等症状的人就很适合饮用。如果怕拉肚子，胃脘胀就不能喝了。红茶属温性，与绿茶正相反，适合脾胃虚寒，怕吃冷食，大便稀，怕冷的人。每个人都可以根据自己的具体情况来选择。介于红茶和绿茶之间的是半发酵的乌龙茶，偏中性，适合不寒不热身体的人。普洱茶能调理肠胃，尤其是吃油腻过多的时候更适宜。

菊花、金银花、金莲花代茶饮，具有清热利咽的作用，玫瑰花能清热活血化斑，适用于脸上长斑属血淤者。如果乏力气短，出虚汗，尤其是夏天热时，人参花、三七花可以益气生津解乏。西洋参补气抗疲劳，可以每天泡十片代茶饮。慢性咽炎，咽干咽痛，也可以用麦冬、罗汉果（每次1/3枚）泡水。

◎ 酒本是好东西，喝多了一定会有伤害吗？

几千年前，中国就有了酒字的记载。最初的酒是古人采集的野生水果剩下的部分，遇到适宜条件，自然发酵而成。由于许多野生水果是具有药用价值的，所以最初的酒可以称得上是天然的"药酒"，它自然会对人体健康有一定的保护和促进作用。葡萄酒、香槟酒、果酒，或者自己家里用糯米做成的甜米酒，一般来说，性温而味辛，温者能祛寒、疏导，辛者能发散、疏导，有舒筋活血、增强食欲、帮助消化、提神壮力的功效。

> 饮酒选择口诀：一红二黄三白高。

酒是药之长，许多中药都用酒做药引子，或用酒泡制中药饮片。酒具有温通血脉的作用。少量饮酒有利于健康，有一定酒量的人一般每天不要超过二两，过量饮酒会伤肝，也可导致其他胃肠及代谢失调的疾病。

红酒　具有软化血管的作用，对动脉硬化引起的心脑血管疾病有益，对血脂高的人尤为适宜。红酒泡洋葱丝，每天晚上1/3高脚杯量最好。红酒泡果桃花花苞，美容养颜，能让人面如桃花。

黄酒　以糯米、药酒和水为原料酿造而成。在秋冬季节，温一壶黄酒，三五朋友相聚，酒里加上鲜姜丝和话梅，喝在嘴里香甜醇厚，有酸甘化阴，辛甘化阳，补益脾胃，生津和胃之效。

白酒　少量饮用一可助兴，二能刺激消化腺分泌酶的活性、帮助消化，还能促进小动脉血管扩张，使血压暂时性降低。选高度的年份原浆酒，少喝低度勾兑的白酒，避免喝冒牌酒，以防中毒。

啤酒　用大麦和啤酒花经发酵制成，能促进消化腺的分泌和酶的活性，能增进食欲并帮助消化。每升啤酒还可产生500千卡热量，所以有"液体面包"之称。

药酒类　酒是一种良好的有机溶媒，大部分脂溶性物质及水不能溶解，需用非极性溶媒溶解的物质，均可溶于酒精之中。中药的多种成分都易于溶解在酒精之中。酒精还有良好的通透性，能够较容易地进入药材组织细胞中，发挥溶解作用，促进置换和扩散，有利于提高浸出速度和浸出效果。另外，酒还有防腐作用。一般药酒都能保存数月甚至数年时间而不变质，这就给饮酒养身者以极大的便利。特别强调的是酒里放的药物，一定要在医师指导下辨证地施药下酒。

饮酒的注意事项

1. 饮量适度。这一点是至关重要的。即少饮有益，多饮有害。

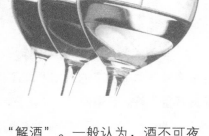

2. 饮酒时间。饮酒的时间，可放在午餐时，餐后可好好休息一下，而且下午再吃点水果、甜食之类的东西，可以"解酒"。一般认为，酒不可夜饮。

3. 不宜空腹。因为酒在胃中可直接吸收，空腹饮酒时，酒精会很快地被吸收入血液，容易引发醉酒，引起头晕、站立不稳，甚至容易出事。比较科学的饮酒方法是：先吃点饭菜和汤类，特别是高蛋白类的菜，并维持正常的饭量，以吸附酒精，减慢酒精的吸收，供酒精耗氧所需，从而保证机体所需的营养和维生素，避免影响身体健康。

单纯的酒可以养生，饮酒养生较适宜于年老者、气血运行迟缓者、阳气不振者，以及体内有寒气、关节痛者。药酒随所用药物的不同而具有不同的性能，用补者有补血、滋阴、温阳、益气的不同，用攻者有化痰、燥湿、理气、行血、消积等的区别，因而不可一概用之。体虚者用补酒，血脉不通者则用行气活血通络的药酒；有寒者用酒宜温，而有热者用酒宜清。有意行药酒养生者最好在医生的指导下选择。

有偏于补阳的，如鹿茸、枸杞子等。有偏于补阴的，如桑葚、麦冬、元参等。强骨温通经脉的如雪莲、草红花、狗脊、独活等。

长寿厨房食物举例

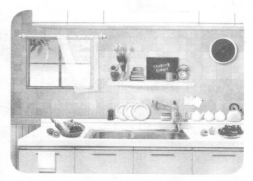

延寿食物，顾名思义，就是具有补益精气，调节脏腑阴阳，抗衰延寿功效的食物。正如《黄帝内经》中所说："五谷为养，五果为助，五畜为益，五菜为充，气味合而服之，以补益精气。"孙思邈说："食能排邪而安脏腑，悦神爽志以资血气，若能用食平疴释情遣疾者，可谓良工。"因为很多食物是"亦药亦食"，有病治病，无病强身，所以养生家提倡先食而后药。正所谓"夫为医者，当先洞晓病源，知其所犯，以食治之，食疗不愈，然后命药"。饮食疗养可长期服用，副作用少，为人们所乐于接受。具有延年益寿作用的食品对体弱多病者和老年人尤其适宜。

菌类食物

1. 香菇、冬菇：

以冬产肉厚，边缘软，味芳香持久者为上品。其味甘，性平，为益气强壮，养胃助食的食疗佳品。

《本草求真》："香蕈味甘性平，大能益胃助食及理小便失禁。"

香蕈清香鲜美，能增进食欲，补气强身。平时可单独煎汤食用；也可与肉类、家禽类食品同煮，或做菜，或煲汤食用。现代认为其具有除毒素，调节免疫功能的作用。

2. 黑木耳：

味甘，性平和。具有补气益肾、养阴润燥、和营补血、凉血止血的功效，为营养强壮性食品。

《神农本草经》谓："益气不饥，轻身强志。"《药性切用》："润燥利肠。"现代认为可用防治高血压、血管硬化、眼底出血。

干燥的黑木耳用开水浸泡胖大，洗去泥沙，炒菜，煮羹。常食能滋补强壮，开胃益气。

3. 银耳：

又名白木耳。以黄白色、朵大、光泽、肉厚者为佳。味甘，性平。具有滋阴润肺、生津养胃的功效，是珍贵的滋补强壮食品。

据《本草再新》云："润肺滋阴。"《卫生简讯》："生津润肺，益气治血，补脑强心，能清肺热，益胃阴，滋肾燥。治肺热干咳，久嗽喉痹、痰带血……便干下血，月经不调。"

银耳煮食之，滋补而不燥，体虚气弱，阴虚有内热者相宜，若内热而兼有出血倾向者更为适宜。老年人常食有健身长寿之功效，但其作用缓慢，要久服才能奏效。食前水发，洗净后，剪去根部泥沙及杂质，入鸡、鸭、鱼汤可为菜肴上品。或入冰糖同煮，可作为日常滋补佳羹。

4. 茯苓：

性平，味甘淡。具有健脾和中、利水渗湿、宁心安神的功效，为滋补食品。

《神农本草经》："主胸胁逆气，忧恚惊邪恐悸，心下结痛，寒热烦满，咳逆，口焦舌干，利小便。久服安魂养神，不饥延年。"孙思邈《枕中记》云："茯苓久服百日病除，二百日昼夜不眠，二年役使鬼神；四年后，玉女来侍。"《经验良方》："用茯苓削如枣大方块，放新瓷内，好酒浸之，封百日开启，其色当如饴糖，可日食一块。至百日机体润泽，一年可夜视物，久之延年耐老，面若童颜。"

平时，茯苓可制成茯苓饼食用，也可煮茯苓粥吃，作为调补之品，尤为适宜。

5. 蘑菇：

本品野生于山林，雨后极多，常寄生于腐烂植物上。现多为人工培植。色白柔软，其中空虚。内蒙古所产口蘑，色白肉厚，味香郁鲜美为上品。味甘，性凉。具有补气益胃、化痰理气的功效，为悦脾开胃，补益强身之食物佳品。

据《本草纲目》云："甘寒，无毒，益肠胃，化痰理气。"《医学入门》："悦神、开胃、止泻、止吐。"

蘑菇与肉类炖煮，其味鲜美；与禽、畜肉及海味煮汤，其味香尤佳。本品营养丰富，食之可增进食欲，助消化，补益健身，是年老体弱者的强身辅助食品。

水果和干果类食物

1. 橘子：

以色泽鲜艳、皮薄肉柔、甘甜多汁、气味芳香者为佳品。味甘酸，性平。具有开胃理气、润肺止咳的功效，为滋养性食疗果品。

《日华子本草》："止消渴、开胃，除胸中膈气。"《日用本草》："止渴、润燥、生津。"

橘类品种很多，营养丰富，甘甜略带酸味，别具风味，老幼皆宜，经常适量食用，可作水果食用，也可榨果汁食用。橘皮，又名陈皮、贵老等，为多种橘子果皮。功能为理气调中、化痰燥湿、解鱼蟹毒。主要供药用，亦可加糖熬制成美味果酱。

2. 葡萄：

葡萄品种极多，味甘、酸，性平。具有补气血、滋阴津、养肝脏、强筋骨、宁心神、利小便的功效，也是珍果之一。

据《神农本草经》云："主筋骨湿痹，益气倍力，强志，令人肥健耐饥，忍风寒。可作酒。"《滇南本草》："大补气血，舒筋活络。泡酒服之，治阴阳脱症，又治盗汗虚汗。汁，治咳嗽。"《随息居饮食谱》："补气，滋肾液，益肝阳，强筋骨，止渴、安胎。"

葡萄营养丰富，可作水果食用，也可煮粥食用，或制成葡萄干。偏重于补益气血，为儿童、妇女、老年人、体弱者、贫血者的滋补佳品。

3. 大枣：

味甘，性平。具有补脾胃、养血安神、益气和中的功效，为缓和性滋养食品。

 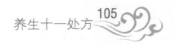

据《神农本草经》记载："安中养脾，助十二经。平胃气，通九窍，补少气。少津液，身中不足，大惊，四肢重。和百药……久服轻身延年。"《名医别录》："补中益气，强力，除烦闷。"孟诜："主补津液，洗心腹邪气，和百药毒，通九窍，补不足气，煮食补肠胃，肥中益气第一。"李杲："温以补脾经不足，甘以缓阴血，和阴阳，调营卫，生津液。"

大枣不愧为果品中的佼佼者，味甘可口，营养丰富，在国外尚有"天然维生素丸"之称，不仅可以药用，而且可以充饥代粮，治病延年；大枣可煮成枣子汤食用；或煮成枣泥当作某些糕饼点心的原料。

4. 猕猴桃：

味甘、酸，性寒。具有清热生津，止渴通淋的功效，为滋养类的美味果品。

据《食经》谓："和中安肝。主黄疸，消渴。"《食疗本草》："取瓤和蜜煎，去烦热，止消渴。"《本草拾遗》："主骨节风，瘫缓不随，长年变白，痔病，调中下气。"

猕猴桃中的维生素C，超过其他果品，营养极其丰富，可作水果食用；可煎服；也可制成饮料、果酱、果脯等食用。

5. 龙眼：

味甘，性温。具有养心健脾、补血安神之功，归脾胃而又能益智，为水果中的滋补佳品。果汁甜美，具有很高的滋补营养价值。常服可美颜色、润肌肤。

《神农本草经》载："主五脏邪气，安志厌食，久服强魂魄，聪明，轻身不老，通神明。"《日用本草》："益智宁心。"

本品可生吃；可入药；可烘干制成桂圆干；也可去壳而制成桂圆肉。

6. 荔枝：

味甘、酸，性温。生时肉白，偏于清燥生津；干荔枝肉红，偏于补益气血。具有补脾益肝，养血生津，理气止痛、和中止呃的功效，为滋补食疗果品。

《食疗本草》谓："益智，健气。"《日用本草》："生津，散无形质之滞气。"《医林纂要》："补肺，宁心，和脾，开胃。治胃脘寒痛，气血滞痛。"

荔枝有较高的药用价值，可生食；加山药或莲子同煮更佳。可入药；可加工制成荔枝干、果脯、罐头等滋补品。

7. 胡桃：

又名胡桃仁等。味甘，性温。本品的药用价值，具有补肾强腰，敛肺定喘，固精缩尿的功效，本品富含油脂，食之能润肠通便，为滋补食物之佳品，常食能令人延年长寿。

据《本草拾遗》云："食之令人肥健。"孟诜："通经脉，润血脉，黑须发，常服骨肉细腻光润。"《开宝本草》："常食核桃令人肥健，润肌，黑须发。"《医学衷中参西录》说："胡桃为滋补肝肾，强筋健骨之要药。故善治腰疼脚痛，一切筋骨疼痛。为其能补肾，故能固齿牙，乌须发，治虚劳咳嗽，气不归元，下焦虚寒，小便频数，女子崩带诸症。"

胡桃又名核桃，有"长寿果"之称，民间有用胡桃肉配黑芝麻，等分，炒熟拌和，加糖，每晨一二匙，用开水调服。既能补脑聪耳，又能养血润肠，乌须黑发，一举几得。本品香甜可口，性甚平稳，可常服。

8. 菱角：

味甘，性凉。本品生吃具有清暑止渴、解热除烦的功效；熟

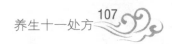

食具有健脾益气的功效。

据《滇南本草图说》云："醒脾、解酒、缓中。"《备急千金要方》："安中补五脏，不饥轻身。"

菱嫩时皮脆肉美，有清香之味，可作为水果生吃，能清热生津；煮熟当菜肴食用肉厚甘美，营养价值可与栗子媲美，是一种高热量的食品，故又有"水栗"之称。菱还可制成糕点，可制醋，可酿酒。

9. 山楂：

味酸、甘，性温。具有健胃消食、活血化瘀、降压、降低血脂、抗心律不齐、强心、增加冠脉血液流量等功效，为适合老年人食用的佳品。

《本草纲目》谓："化饮食，行结气，健胃宽膈，消血痞气块。"《本草再新》："治脾虚湿热，消食磨积，利大小便。"

山楂鲜果质地脆嫩，外形可爱，入口味酸，回味则甜。山楂还可制成酸甜可口、风味独特的果汁、果冻、果酱、果饴、果糖、果酒和蜜饯。炖肉时放几个山楂，肉更容易熟烂，助肉食引起的消化不良。

10. 莲子：

味甘、涩，性平，无毒。具有养心安神、健脾止泻、补肾固精的功效，为滋养强壮之品。

《神农本草经》载："主补中，养神，益气力。"《食疗本草》云："主五脏不足，伤中，益十二经脉血气。"《本草拾遗》载："令发黑，不老。"

莲子肉可食用，食用方法可多样化，有作水果食用的；有煮莲肉粥、莲子羹、莲子汤的，有研粉和米粉蒸糕作为点心的，有作糖莲子的，随意选之。

蔬菜类

1. 百合：

味甘、微苦，性微寒。具有益气补中，宁心安神，润肺止咳的功效，古有"渗利和中之药"的美称，为滋养强壮之要品。

《神农本草经》载："益气轻身，不老延年。""主邪气腹胀，心痛。利大小便，补中益气。"

百合既可作药用，亦可作为食疗之品，我经常用百合做菜，也用百合大米加蜜做粥，百合绿豆汤等，可作为日常补养的食物。

2. 胡萝卜：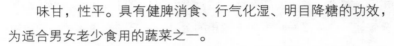

味甘，性平。具有健脾消食、行气化湿、明目降糖的功效，为适合男女老少食用的蔬菜之一。

《本草纲目》云："下气补中，利胸膈肠胃，安五脏，令人健食，有益无损。"

胡萝卜生熟均可食用。有的人因为维生素A缺乏而出现皮肤黏膜干燥、瘙痒、角膜干燥、夜盲等症。胡萝卜营养丰富，含有丰富的A族维生素，可作为补充。用胡萝卜与猪肝同炒食，治夜盲症。

3. 山药：

味甘，性平。具有健脾补肺、固肾填精的功效，为滋补强壮的食品和药物。

《神农本草经》谓："主伤中，补虚，除寒热邪气，补中益气力，长肌肉，久服耳目聪明。"《药性论》："补五劳七伤，去冷风，止腰痛，镇心神，补心气不足，患人体虚羸，加而用之。"《本草纲目》："益肾气，健脾胃，止泻痢，化痰涎，润皮毛。"

山药本属食物，能食用，也能入药。食用时可做菜肴、药膳；也可做粥、饭、糕点等。

4. 生姜：

味辛辣，性温燥。具有发汗解表、温中散寒、止呕解毒的功效，为常用的调味佳品。

《遵生八笺》转载苏东坡诗曰："一斤生姜半斤枣，二两白盐，二两草（甘草），丁香沉香各半两，叫两茴香一处捣，煎也好，点也好，红白容颜直到老。《本草纲目》："生用发散，熟用和中，解食野禽中毒成喉痹，浸汁点赤眼，捣汁和黄明胶熬，贴风湿痛。"生姜是一味古老而常用的食物和药品，嫩姜多作为日常烹调时的调味品。而老姜则多入药。受凉引起的肚子疼，用生姜煮水加红糖，很快缓解。用生姜和葱白煎水治疗风寒感冒也很好。吃海鲜时，尤其是螃蟹，必配生姜汁，以防止螃蟹性寒损伤脾胃所致腹泻。

5. 葱：

味辛，性温。具有发汗解表、祛风通阳、健胃宣肺、解毒消肿的功效，为常用的调味佳品。

《千金·食治》谓："除肝中邪气，安中补五脏，益目精，杀百药毒。"《本草经疏》："辛能发散，能解肌，能通上下阳气。故外来怫郁诸症，悉皆主之。"

葱是一味古老而常用的食物和药品，也是家庭菜肴的主要调味品。其叶、茎、汁、根须、子等均可作为食用，可作为烹调时

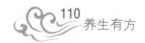

的调味品。但药用部分主要是葱白。

6. 大蒜：

味辛，性温。具有温中、行滞、杀虫、解毒、消痈、抗痨瘵的功效，为最有效的植物抗生素之一。

《新修本草》云："下气、消谷、化肉。"《本草拾遗》："去水恶瘴气，除风湿，破冷气，烂痃癖，伏邪恶，宣通温补，无从加之。"《本草纲目》："其气熏烈，能通五脏，达诸窍，祛寒湿，辟邪恶，消痈肿，化积肉食，此其功也。"

大蒜为日常食用的蔬菜和烹饪时的调味品。本品味辛，有浓厚的蒜臭味，是北方家庭佐餐的主要辅料。食疗应用，一般以生食为佳。因其有很好的杀菌、降压、抗结核、预防流感等治疗功用，也可作为相关疾病患者的辅助治疗药物。

粮食类食物

1. 薏苡仁：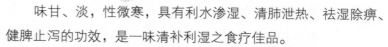

味甘、淡，性微寒，具有利水渗湿、清肺泄热、祛湿除痹、健脾止泻的功效，是一味清补利湿之食疗佳品。

《神农本草经》载："久服轻身益气。""主筋急拘挛，不可屈伸，风湿痹下气。"《名医别录》："除筋骨邪气不仁，利肠胃，消水肿，令人能食。"《本草纲目》："健脾益胃，补肺清热，祛风胜湿。"薏苡仁粥，日日服之，具有补正、利肠胃等功能，对脾虚湿滞的人颇有裨益。

薏苡仁常用于食疗，煮粥、饭，或同曲米酿酒食用；入药则配合其他药物组成复方治疗慢性肠炎、风湿关节痛、湿疹、痰湿水肿以及肿瘤等疾病。但其性和缓，故应用上较大剂量才能获效。每天喝薏米粥可以治周身扁平疣，需要坚持三个月以上。我的儿童病人们不愿意吃药，可他们因肠胃有问题所以才长了扁平疣。虽然他们曾经用激光治疗过，但还是会复发，而且用激光疗法孩子太难受，怎么办？喝薏米粥吧，妈妈每周熬两次，可放冰箱里储存，也可以配红小豆和绿豆，效果很不错。

2. 芡实：

味甘、涩，性平，具有补肾涩精、健脾止泻的功效，为常用的调补食疗佳品。

据《神农本草经》载："补中……益精气，强志，令耳目聪明，久服，轻身不饥，耐老神仙。"《本草纲目》："止渴益肾。治小便不禁、遗精、白浊、带下。"

可用芡实配粳米做粥、饭食用，也可做糕点。

3. 糯米：

味甘，性温。具有健脾温中、益气补肺的功效，为常用的食物佳品。

唐代孙思邈谓："脾病宜食，益气止泄。"《本草经疏》："补脾胃，益肺气之谷，脾胃得补，则中自温，大便亦坚实。温能益气，气充则身自多热，大抵脾肺虚寒者宜之。"《本草纲目》："暖脾胃，止虚寒泻痢，缩小便，收自汗。"

糯者濡也，柔黏，性黏滞，故得名。可与药同用，亦可煮粥、做饭、酿酒、熬汤，或制成糕饼、汤团等。

4. 小麦：

味甘，性凉。具有养心安神、健脾厚肠、益肾补虚、养阴止渴、除热止汗的功效，为常用的食物佳品。

据《本草拾遗》云："小麦面，补虚，实人肤体，厚肠胃，强气力。"《本草再新》："养心，益肾，和血，健脾。"《医林纂要》："除烦，止血，利小便，润肺燥。"

中药材中将小麦分为淮小麦、浮小麦两种，浮小麦即淘洗时轻浮瘪瘦的麦粒，药用敛汗，适用于虚汗过多者。

5. 玉米：

味甘，性平。具有补肺宁心、调中开胃、降浊利尿、清湿热、利肝胆的功效，为补益脾胃、充饥健身的食疗佳品。

据《本草纲目》载："调中开胃。""小便淋沥沙石，痛不可忍，煎汤频饮。"《医林纂要》："益肺宁心。"《本草推新》："为健胃剂，煎服亦有利尿之功。"

玉米熟食营养丰富，当玉米成熟时，将新鲜玉米去苞须后煮食，老则粒坚如石，须磨碾细粒煮粥，为我国北方的粗粮之一；

可以做菜，或榨油，制成玉米油；玉米面和白面混合可做面包。一般有利尿的作用，以玉米须为佳；起降脂、降压作用以玉米油（玉米榨油）为优；强身健胃，则以玉米为良。

6. 燕麦：

味甘，性平。具有补益脾胃、滑肠、止汗、止血的功效，为老年人常食的营养调补佳品。

据《本草纲目》云："甘平，无毒，滑肠。"《本草逢原》："益肝和脾。"

燕麦营养极其丰富，可作为面、饭、粥等食用。燕麦片，系燕麦米之细面加工制成，可开水冲调食之。本品可作为调补食疗之品常食之，也可入药。

7. 饴糖：

为米、大麦、小麦、粟或玉蜀黍等经发酵糖化制成的糖类食品。味甘，性温。具有缓中补虚、生津润燥、健脾和胃、润肺止咳之功，为缓和性的滋养佳品。

《大明本草》云："益气力，消痰止嗽，并润五脏。"《食物本草会纂》："消痰润肺止嗽，健脾胃，补中和胃，和药解附子、乌头毒。"《千金食治》："补虚冷，益气力，止肠鸣，咽痛，除唾血，却咳嗽。"《长沙药解》："补脾精，化胃气，生津，养血，缓里急，止腹痛。"

又名麦芽糖、胶饴等。是中老年或体虚久病者理想的补中益气、缓和性滋养强壮之品。用饴糖一至二匙，温水化服，也可制成糖果或配在滋补膏方中，或入药方中服用。

养生有方

油类食物

1. 黑芝麻：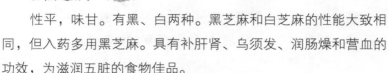

性平，味甘。有黑、白两种。黑芝麻和白芝麻的性能大致相同，但入药多用黑芝麻。具有补肝肾、乌须发、润肠燥和营血的功效，为滋润五脏的食物佳品。

《名医别录》载："坚筋骨，明耳目，耐饥渴，延年。"《神农本草经》："主伤中虚羸，补五内，益气力，长肌肉，填脑髓。"《食疗本草》："润五脏，主火灼，填骨髓，补虚气。"李时珍说："芝麻擂烂，去滓，入绿豆粉，作腐食，其性湿润，最益老人。"

芝麻气味平和，营养丰富。本品可做成粥、羹、糊、各种糕饼点心食用，也可浸酒，还可入膏方、药方。

2. 落花生：

味甘，性平。具有润肺、补脾、滋养之功，为果中之佳品。《药性考》："生研用，下痰。炒熟用，开胃，醒脾，滑肠。"《本草求真》："味甘而辛，体润气香，诚佳品也。此炒食无害，气味虽纯，既不等于胡桃肉之热，亦不类乌芋、菱角之凉，食则清香可爱，适口助茗，最为得宜。此体润质滑，施于体燥坚实则可，施于体寒湿滞，中气不运，恣啖不休，保无害脾滑肠之弊乎？！"花生可生吃；也可煮熟食之；可作菜肴；可煮粥、饭、羹；可制成糕点等。落花生含脂肪很多，可榨油，其气香，与麻油相类。因含蛋白质，榨油后渣，可作花生酱，香美可口。花生皮有很好的止血作用。用生花生浸醋中一日夜，每天吃10至20粒，可以调节血压。

豆类食物

1. 黑大豆：

味甘，性平。具有调中下气、健胃强身、养血平肝、活血利水、祛风解毒、除热止汗的功效，为常用的食物佳品。

《延年秘录》谓："服食大豆，令人长肌肤，益颜色，填骨髓，加气力，补虚能食。"《食疗本草》："主中风脚弱，产后诸疾；若和甘草煮汤饮之，去一切热毒气，善治风毒气；煮食之，主心痛，痉挛，膝痛，胀满。"

黑大豆是很好的食物，可制作成菜肴食用。常服黑大豆能使肌细肤白。

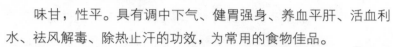

2. 黄豆：

味甘，性平。具有健脾宽中、润燥利水、化湿利尿的功效，为理想的食物佳品。

据《本草纲目》载："黄白豆炒食，作腐，造酱，榨油，盛为时用……其荚叶嫩时，可食甘美。"《食疗本草》："益气润肌肤。"《本草汇言》："煮汁饮，能润脾燥，故消积痢。"

黑豆、黄豆的营养非常丰富，含有大量的植物蛋白、维生素等多种营养素，其营养价值可与肉类媲美，并且脂肪较低，不腻口，为常人和病人之低脂高蛋白的营养品，食用方法很多，嫩时呈绿色称"毛豆"，可当蔬菜吃；老则可炒食，煮食，亦可油氽吃或榨油；加工制成豆制品，如豆腐、豆腐干、豆腐衣、素鸡等；或磨浆制成豆浆，豆浆营养丰富，易于消化吸收，是老年体弱、病后体虚者和更年期女性理想的调补佳品。

3. 扁豆：

味甘，性平。具有益气健脾、化湿和中、补虚止泻的功效，

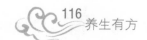

为理想的调补食物佳品。

《大明本草》谓："补五脏。"《名医别录》："主和中下气。"《本草纲目》："止泄泻，消暑，暖脾胃，除湿热，止消渴。"

扁豆味甘平而不甜，气清香而不窜，可煮粥，可煲汤，也可做糕点、菜肴。入药味轻气薄，和补气药同用为佳。白扁豆可食可药；黑扁豆供食而不入药；红扁豆，广西民间作清肝药，可治白内障。扁豆的叶、根、藤、花、种皮（扁豆衣）均可作药用：扁豆叶、扁豆花可治泄泻、疮毒；扁豆根常用于治便血、痔漏、淋浊；扁豆衣功效同扁豆，而力稍逊。

4. 蚕豆：

味甘，性平。具有补中益气、健脾利湿、涩精实肠、止血退肿的功效，为日常的食物佳品。

《本草从新》云："补中益气，涩精实肠。"《湖南药物志》："健脾，止血，利尿。"

蚕豆营养丰富，可炒食、做菜、煮粥、煲汤，或磨粉用红糖调食。蚕豆叶、花、梗、荚壳、种皮均能当作药用：其中叶、梗、荚壳能利尿止血；花能凉血止血；皮能利尿。

肉类食物

（一）禽畜类食物

1. 猪肉：

味甘，咸，性平。具有补益肾精、滋养肝血的功效，为滋阴润燥的食物佳品。

《千金·食治》："宜肾，补肾气虚竭。……头肉，补虚乏气力，去惊痫，寒热，五癃。"《随息居饮食谱》："补肾液，充胃汁，滋肝阴，润肌肤，利二便，止消渴。"《本草备要》："猪肉，其味隽永，食之润肠胃，生精液，丰机体，泽皮肤，固其所也。惟多食助热生痰，动风作湿；伤风寒及病初愈者为大忌耳。"

猪肉为常吃的滋补佳肴，有丰富的营养价值，做菜可红烧、清炖、煲汤；可与其他菜同煮成各种菜肴；也可与中药同煮做成药膳。猪全身都是宝：猪肝能补肝养血明目；猪肾能育阴补肾；猪心能养心补血安神；猪肺能补益肺脏；猪脑能补脑填髓；猪血具有生血之功；猪肚能补虚健脾和胃；猪蹄能补血、催乳、美容、润肤。猪的各个部位均可制成美味佳肴食用。不过肥肉血脂高，同样道理猪的内脏还是少吃为好。

2. 羊肉：

味甘，性温。具有益气养血、温中暖下的功效，为阳虚体质老增加营养的食疗佳品。

《本草纲目》云："羊肉补中益气，性甘，大热。"《别录》："主缓中，虚劳寒冷，补中益气，安心止惊。"《日用本草》："治腰膝羸瘦，壮筋骨，厚肠胃。"

羊肉是温阳补血的滋补佳品，有丰富的营养价值，它的热量比猪肉、牛肉高，尤以冬月食之为宜。做菜可红烧、清炖、煲汤、涮锅；也可与其他菜同煮成各种菜肴，或与中药同煮做成药膳。羊肝能益血补肝明目；羊肾能补肾气，益精髓；羊肚的功能是补益脾胃。

3. 牛肉：

味甘，性平。具有健脾养胃、益气补血、强筋壮骨的功效，为滋补功效的食物佳品。

据《韩氏医通》云：“黄牛肉，补气，与绵黄芪同功。”《医林纂要》：“牛肉味甘，专补脾土。脾胃者，后天气血之本，补此则无不补矣。”《本草纲目》：“主治消渴，止吐泻，安中益气，养脾胃，补虚壮健，强筋骨，消水肿，除湿气。”

牛肉蛋白所含的人体必需的氨基酸很多，故肉类中以牛肉营养价值最高，常食能补气强身。做菜可红烧、清炖、煲汤，也可与其他菜同煮成各种菜肴，或与中药同煮做成药膳。牛肝能补肝明目养血；牛肾能补肾益精；牛鞭能温肾助阳；牛筋能益肝肾，补元气；牛肚能健脾益胃，益气养血，均可制成美味佳肴和药膳食用。

4. 鸽肉：

味咸，性平。具有益气滋肾、祛风解毒的功效，为补益的食物佳品。

《本草逢原》云：“久患虚羸者，食之有益。”《本草再新》：“治肝风肝火，滋肾益阴。”《增补食物秘书》：“调精益气，解药毒，益血解毒。同姜酒服消痞积。”

鸽肉熟食，肉质细嫩香美，为上品佳肴，可煮汤、烤制熟食，也可煲药膳。鸽蛋具有补益肾气的功能。

5. 鸡蛋：

味甘，性平。蛋清味甘，性凉；蛋黄味甘，性平。具有益气养

 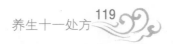

血、滋阴润燥、宁心安神之功，为日常营养食物中的佳品。

《日华子本草》云："镇心，安五脏，止惊，安胎。醋煮，治久痢。"《本草纲目》："卵白，其气清，其性微寒；卵黄，其气浑，其性温；卵则兼黄白而用之，其性乎。精不足者，补之以气，故卵白能清气，治伏热、目赤、咽喉诸疾。形不足者，补之以味，故卵黄能补血，治下痢，胎产诸疾。卵则兼理气血，故治上列诸疾也。"

鸡蛋是我国膳食中一项重要食品，主要含有卵蛋白和卵球蛋白，其中包括人体必需的八种氨基酸，与人体蛋白质的组成相近，熟食可做成煮蛋、煎蛋、炖蛋、炒蛋、蛋汤等，还可与其他食品做成各种美味佳肴，也可与中药合用做成药膳。

6. 牛奶：

味甘，性平。具有补虚损、养气血、益五脏、润肌肤、生津液、润胃肠的功效，为日常营养滋补佳品。

《本草经疏》云："牛乳乃牛之血液所化，其味甘，其气微寒无毒，甘寒能养血脉，滋润五脏，故主补虚赢，止渴。"《随息居饮食谱》："功同人乳，而无饮食之毒、七情之火……老年火盛者宜之。"《本草纲目》："治反胃热哕，补益劳损，润大肠，治气痢，除黄疸……"

牛奶为完全蛋白质食品，营养极其丰富，含有较多人体所必需的八种氨基酸，胆固醇含量比肉、蛋类都低，经常食用，能补虚损，益五脏，润泽肌肤，强身延年。牛奶可日常饮用，也可以煮粥、做奶茶；还可加入各种菜肴和糕点中食用。

7. 蜂蜜：

味甘，性平。具有补中、润燥、缓急、通便、解毒的功效，为调补营养佳品。

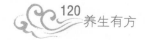

在《神农本草经》中蜂蜜被列为上品："主心腹邪气，诸惊痫痉，安五脏，补诸不足，益气补中，止痛，解毒，除众病，和百药，久服强志轻身，不饥，不老延年。"《本草纲目》："蜂蜜，其入药之功有五：清热也，补中也，解毒也，润燥也，止痛也。生则性凉，故能清热，熟则性温，故能补中；甘而和平，故能解毒，柔而濡泽，故能润燥；缓可去急，故能止心腹肌肉疮疡之痛；和可以致中，故能调和百药而与甘草功同。"

蜂蜜营养丰富。既能日常食用，可做药膳，亦可药用。若以蜂蜜制成丸、膏等可使药力缓慢吸收，起到缓急止痛、调和百药之功效。蜂王浆（蜂乳）是工蜂咽囊腺分泌的乳白色胶状物和蜂蜜配制而成的液体，具有滋补强壮、益肝健脾、止痛解毒的功效；花粉（蜜蜂花粉）是植物的性细胞，能增耐力，强体力，除疲劳，都是有利于老人或虚弱的人保持身体健康的食物。

8. 燕窝：

为金丝燕及多种同属燕类用唾液或唾液与绒羽等混合凝结所筑成的巢窝。全年可采集三次，第一次采的燕窝呈白色，名为"官燕"，纯系金丝燕之涎液所成，营养价值最高，为佳品；第二次采集多夹有羽毛，称为"毛燕"，营养价值次之；第三次采集多兼有动物之血液，称为"血燕"，营养价值更次之。燕窝味甘，性平。具有益气补中、养阴润燥、健脾益肾、养血生精的功效，为补益虚损的珍贵滋养品。

《本草再新》："大补元气，润肺滋阴，治虚劳咳嗽，咯血，吐血，引火归源，滑肠开胃。"《本草从新》："大补肺阴，化痰止嗽，补而能清，为调理虚损痨瘵之圣药，一切病之由于肺虚，不能清肃下行者，用此皆可治之。开胃气，已痨痢，益小儿痘疹。燕窝脚，能润下，治噎膈甚效。"

食用时应以温水浸泡，去净羽毛、血液及杂质，加冰糖适量，文火炖，每日早晚各服一次，为名贵的高级滋补佳肴。

（二）水产海味食物

1. 海蜇：

本品加工后分为"海蜇头"（口腕部）、"海蜇皮"（伞部）。味咸，性平。具有平肝清热，化痰软坚，行瘀消积，开胃润肠的功效，为滋补食物中的佳品。

《医林纂要》云："补心益肺，滋阴化痰，去结核、行邪湿，解渴醒酒，止咳除烦。"《本草拾遗》："主生气及妇人劳损，积血，带下，小儿风痰，丹毒，汤火除烦。"《随息居饮食谱》："清热消痰，行瘀化积，杀虫止痛，开胃润肠。治哮喘、疳黄、痕、泻痢，崩中带浊，癫痫、痞胀、脚气。"

海蜇食用时，应以清水浸漂洗净，以姜、醋等调料凉拌生食，不仅爽口开胃，且消食化痰不伤正，滋阴养肝而不留邪。也可入药，临床上用海蜇与荸荠同煮，可以调节高血压。

2. 海参：

海参品种较多，主要有刺参与光参。刺参肉厚嫩，补益力强，为优；光参品质较次，但其功效相似。味咸，性温。具有益气健阳、补血滋阴、润燥通肠的功效，为滋养食物中的佳品。

《本草求原》云："润五脏，滋精利水。"《本草从新》："补肾益精，壮阳疗痿。"《药性考》："降火滋肾，通肠润燥，除劳怯症。"《随息居饮食谱》："滋阴，补血，健阳，润燥，调经，养胎，利产。凡产后，病后衰老尪羸，宜同火腿或猪、羊肉煨食之。"

海参为营养美食，能作为菜熟食、煎汤或入药收膏。

3. 海带：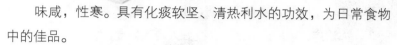

味咸，性寒。具有化痰软坚、清热利水的功效，为日常食物中的佳品。

《本草纲目》谓："治水病，瘿瘤、功同海藻。"《本草汇言》："海带去瘿行水，下气化痰，功同海藻、昆布，妇人方中催生有验，稍有异耳。"《医林纂要》："补心，行水，消痰软坚。消瘿瘤结核，攻寒热瘰疬，治脚气水肿，通噎膈。"《现代实用中药》："治水肿，淋疾，湿性脚气。又治甲状腺肿、慢性气管炎、咳嗽。"

海带含有大量碘、碘化物，是缺碘而引起的甲状腺机能不足的患者的理想食品。在食用前，应先用水浸洗，可凉拌生食，也可做菜、炖汤、熟食，也可做药膳。

4. 对虾：

味甘、咸，性温。具有补肾壮阳、健胃的功效，为营养强身的食物补品。

《纲目拾遗》云："对虾，补肾兴阳，治痰火后半身不遂，筋骨疼痛。"《随息居饮食谱》："开胃、化痰。"《本草纲目拾遗》："取活对虾，酒浸炒食。以补肾壮阳，开胃化痰。"

对虾，肉质厚，味鲜美，营养丰富，是能开胃的美食。对虾可红烧、清煮，做成馅等美味佳肴食用。

5. 甲鱼：

味咸，性平。具有滋阴潜阳、清热散结、益肾强骨、养心凉血的功效，为滋补强壮的食物佳品。

《日用本草》云："补劳伤，壮阳气，大补阴之不足。"《别录》："主伤中益气、补不足。"《日华子本草》："益气调中，妇人带久，治血瘕腰痛。"《随息居饮食谱》："滋肝肾之阴，清虚劳之热。主脱肛，崩带，瘰疬，癥瘕。"《本草备要》："凉血补阴，亦治疟、痢。"孟诜："主妇人漏下羸瘦。"

甲鱼营养丰富，肉味鲜美，被誉为水产中佼佼者。食用时可红烧、清蒸、煲汤；或入药膳，药用价值很高。

6. 牡蛎肉：

味甘、咸，性平。具有养血滋阴、化痰软坚、涩精止汗的功效，为有滋补作用的食物佳品。

《医林纂要》谓："清肺补心，滋阴养血。"《本草拾遗》："煮食，主虚损，妇人血气，调中，解丹毒。于姜醋中生食之，主丹毒，酒后烦热，止渴。"

牡蛎肉是美味的海鲜食品，有良好的食疗效果，可清蒸、煲汤、煎炒成美味菜肴食用，也可与中药同煮做药膳。

7. 鳝鱼：

味甘，性温。具有补虚损、强筋骨、散风邪、通经络的功效，为补益食物中的佳品。

《名医别录》云："主补中益血。"《滇南本草》："治痨伤，添精益髓，壮筋骨。"《千金·食治》："主少气吸吸，足不能立地。"《本草拾遗》："主湿痹气，补虚损，妇人产后淋沥，血气不调，羸瘦，止血，除腹中冷气肠鸣。"

鳝鱼肉可烹烧为佳肴，自古被列为上品，可红烧、清炖等，有很好的药用价值，可与中药同煮做药膳。药用捣肉为丸，或焙研为散内服。

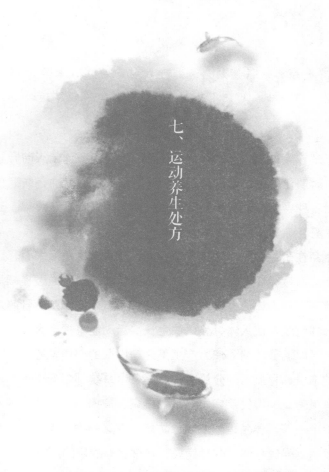

七、运动养生处方

问：长寿老人有百岁还在田间劳动和做家务的，
　　但也有百岁老人从不运动，到底该怎样？

答：第一，运动要贵在适度与守度，循序渐
　　进。第二，动静结合以调形养神。第
　　三，以"衡法"来调和气血。第四，视
　　年龄选择运动项目。

◎ 有个知名通信商的老总在跑步机上猝死，长寿老人有百岁还在田间劳动和做家务的，但也有百岁老人从不运动，到底怎么才能健康、长寿？

就运动养生来说，运动方式各种各样，运动锻炼因人而异。早在先秦时期，先民们就以舞蹈来舒筋活络，流通气血，防病祛病，随后各种导引运动不断发展，如气功、太极拳、八段锦、五禽戏、易筋经等，又称为传统健身术。

"生命在于运动"，这是至理名言，从医学的角度来看，运动能够促进血液循环，也能够促进人体的新陈代谢，通过提高氧气的利用率而使人体活力焕发；少年儿童多运动能够刺激骨骼及其周围附件组织，使人体骨骼更快生长；运动能够提高大脑的血液供应，可以调节情绪，使人产生美好与愉快的心情，等等。随着年龄的增长，骨质、内分泌、内脏等各个系统都会变得不如以前，人体最常见的慢性疾病主要是颈椎病、肩周炎、腰腿疼痛及心肺功能低下等，养生运动应以预防和治疗这些相关疾病为主而进行，以达到强健身体、减轻病痛、延年益寿的目的。

第一，运动要贵在适度与守度，循序渐进。

运动量太小，达不到健身的目的；运动量过大，又往往会适得其反，使身体过劳受损，同样达不到健身的效果，正如华佗所言："人体欲得劳动。但不当使极尔。"以"形劳而不倦"为准则，劳逸结合，达到锻炼后不觉疲劳为适宜。通过运动锻炼身体也并非一朝一夕之事，需要长时间的坚持才能有效，三天打鱼，两天晒网式的运动是达不到健身之目的的。"流水不腐，户枢不蠹"，一方面说明了"动则不衰"的道理；另一方面也强调了运动锻炼要经常且不间断地进行，不应急于达到想要的效果而过量运动，过量运动不但效果不尽如人意，而且会导致肌肉、关节等组织损伤。中医学家邓铁涛教授从50岁开始练八段锦，每晨必练，数十年来几乎从不间断，如今90多岁高龄依然精神矍铄；江苏省中医院的干祖望教授从40岁起坚持跳远攀高的运动，至80多岁仍能从半米高的阶梯上跳上跳下。当代名医以自己的行动表明，只有坚持不懈、持之以恒，才能达到健身的效果。

每周运动至少三次，每次半小时到一小时。不能累计，我的一个朋友听我的建议，开始锻炼身体，感觉精神爽快，结果有一天来我这里看病时告诉我说他胳膊受伤了，原来是这一个星期忙得没时间运动，周末打球。一气儿打了三小时，胳膊劳损了。

第二，动静结合以调形养神

"生命在于运动"，但不能因为强调动而忽略了静。吕不韦言"形不动则精不流，精不流则气郁"；华佗主张"动摇则谷气得消"；人体也始终存在着气血的运行，而此动非妄动，非躁动。神不用不动故属于静，而用之不过，"动而不妄动"亦是静，正如朱熹所言"静者养动之根，动所以行其静"。形宜动，要运动形体；神宜静，恬淡虚无，调养神气。上海名医秦亮甫教授在运动中十分强调动静结合，其不但习练快速敏捷的"浪子燕青拳"，亦注重静功锻炼：坐如钟，调匀呼吸；临睡时，仰面朝天，四肢、全身皆放松，同时意念放松，以此来调神，缓解疲劳，恢复体力。运动养生强调守静，动静结合，其目的就是保持身体和精神的统一。以静制动，一切都会归于清静，思清意定以养神；以动起静，可使气血流畅，神不妄动以养形。"动以养形"、"静以养神"，在运动中将动静结合，形神皆养，才能使气血和顺，"形与神俱"，达到健身延寿的目的。

第三，以"衡法"来调和气血

散步、慢跑是最简单易行的运动方法。历来养生家多主张在清晨、食后或睡前散步，如清代养生家曹庭栋在《老老恒言·散步》中指出"步主筋，步则筋舒而四肢健"，饭后散步可"散其气与输其食，则磨胃而易腐化"；闲时散步可"养其神"；睡前散步是"以动求静"，有助于睡眠，表明散步具有帮助消化、舒利关节、流通气血等作用。中医学家江苏南通的朱良春教授的健康长寿秘诀之一就是：要想活得好，天天练"慢跑"。朱老的生活时间紧凑，无暇练气功、太极拳等，但其坚持骑自行车上下班，外出也骑自行车，一举两得，既不占用时间，又锻炼了身体。散步、慢跑是一种健康生活方式的反映，经常进行此类"慢运动"，可以促进机体的新陈代谢，调节脏腑功能，使机体保持健康。

第四，视年龄选择运动项目

少儿及在生长发育期的年轻人，跑跳自如，登高下水可任意选择。四五十岁跑步要少，尤其长跑。每年的马拉松都会有意外，就是由于心脏不能适应剧烈活动了。轻者跑后疲劳，腰酸腿疼，严重的血压、心脏也会出问题。另外，打球也要注意肘关节、膝关节的保护。可以做一些和缓的运动。

快步走有惊人的效果。快步走要领有四：一是步幅70厘米，不大不小，大步小步都不对；二是双臂前后摆动高出心脏；三是散步速度要快；最好每天6000步到10000步，买个计步器带着走。快步走可以促进醒脑畅神，增加肺活量，活动颈肩，帮助腰腿力量的提升，降低患心血管疾病的风险，改善心血管的供血，可以促进新陈代谢并防治糖尿病、高脂血症，可以改善神经衰弱和习惯性便秘。还有个重要的作用，就是减肥，减轻脂肪肝，大家一定还记得网络暴走妈妈为了给儿子肝移植，愣是把严重脂肪肝走没了。我把这个方法介绍给微胖的朋友，除了节食，加上每天一个小时或两天一个半小时的快步走，坚持一个月后都会起到满意的效果。

日常运动还应注意，合理安排运动时间，在不影响工作和学习的情况下，最适合选择的时间为清晨和晚上，清晨为饭前1—2小时，晚上为饭后2小时，生活在大城市，考虑到上下班高峰时期的环境污染会加重；白天也可进行运动，比如选择上午10：00—11：30和下午3：00—5：00或晚上9：00后均可。

民族传统体育活动——导引以通经

导，指导气，是在意念的配合下，通过调节呼吸，吐故纳新而养生防病；引，指引体，是通过肢体的运动或自我按摩而增强体质，两者有区别又有联系，前者强调意念的运用，后者侧重肢体的运动，实际上两者是不可分割的自身运动方法。

《素问·上古天真论》云："其知道者，法于阴阳，和于术数……故能形与神俱，而尽终其天年，度百岁乃去。""上古有真人者，提挈天地，把握阴阳，呼吸精气，独立守神，肌肉若一，故能寿敝天地，无有终时"。《内经》认为养生防病应"和于术数"，"术数"主要是指导引按跷之术，即现今的气功之类保健法。气功一般具有三个必备的环节。调意，指意守入静（独立守神）；调息，指吐故纳新（呼吸精气）；调身，指引体按跷（肌肉若一）。"呼吸精气，独立守神，肌肉若一"十三字，可以被认为是《内经》对气功理论的概括。三者之中，调意尤为重要，故《内经》又以"传精神"、"精神内守"、"净神不乱思"等论述反复强调守神在气功中的重要性。意守入静就是排除外界各种刺激，而使练功者的反应和感觉降到最低的限度。达到这一功夫的首要条件是保持"恬淡虚无"或"从欲快志于虚无之守"。在凝神、静思的基础上，再调整呼吸，引挽肢体，静中求动，以意领气，以气帅血，达到调整内脏和全身肢体、官窍、气血运行的目的。

按跷以宣络

"按跷"为"按摩"的古称，又称推拿、跷摩。

《素问·异法方宜论》："中央者，其地平以湿，故其病多痿厥寒热，其治宜导引按跷。"我认为按跷与导引并列，说明是两种疗法，这两种疗法各有侧重；导引应以通经为主，按跷当以宣络为要。"按摩"出于《灵枢·九针论》，书中言："形数惊恐，筋脉不通，病生于不仁，治之以按摩醪药。"王冰说："按，谓按摩，跷，谓矫捷之举动手足，是所谓导引也。"现代解释为在人体的一定部位上，运用各种按摩手法进行特定的肢体活动来防治疾病的方法。主要是医生进行的一种医疗行为，被施术者基本上是处于从属地位，尽管有特定的肢体活动也是属于病者被动的行为。根据《灵枢·九针论》的描述，"病生于不仁"应属于络脉疾病，因此，按摩偏重于宣通络脉为主。经与络既有区别又有联系，络脉为经脉的分支，部位比较表浅。因此，按跷当以防治筋骨、皮肉、关节等经络疾病为主。

吐纳以祛疾

"吐纳"主要是调整呼吸、吐音等，运用呼吸、发音、吞咽等动作，使内脏发生运动、振动，起到对内脏进行按摩及疏导的作用。《素问·上古天真论》的"呼吸精气"，即以口呼气、以鼻吸气的锻炼方法。呼吸之精气来源于自然界，呼接于地，吸通乎天，所以古人认为调息应很好地把握天地阴阳之气的升降规律，顺自然界大气之升降以调吾身气机之升降出入，故《素问·刺法论》云："至真之要，在乎天玄，神守天息，复入本元，命曰归宗"，这就是吐纳养生的玄机所在。《黄帝内经》即是根据天人一体的宇宙观，针对不同疾病选择不同的时辰和不同的方位。在该篇中进一步指出"肾有久病者，可以寅时面向南，净神不乱思，闭气不息七遍，以引颈咽气顺之，如咽甚硬物，如此七遍后，饵舌下津令无数"。意为治疗肾病的吐纳方法是：在清晨寅时，面对南方集中思想，排除杂念，屏住气连续吸气七口，不要呼出，伸着头颈像咽很硬的东西一样用力咽下；这样七遍之后，再把舌下的很多津液咽进去。以上仅仅是举出利用吐纳法治疗慢性肾病的方法，其他疾病可以参照选择。

生命在五禽戏中得以延续

东汉名医华佗在总结前人经验的基础上，创编出一套模仿虎、鹿、猿、熊、鸟五种动物的动作和姿态的

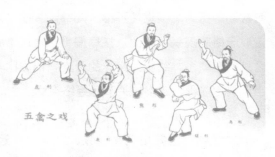

拳法，即五禽戏。五禽戏是一种外动内静、刚柔相济的功法，五种戏法分别可以调养五脏：虎戏主肝、鹿戏主肾、猿戏主心、熊戏主脾、鸟戏主肺。通过这一系列动作既可锻炼内脏器官，又可以锻炼肌肉骨骼；既可以养形，又可以调神，达到畅通经络、调和气血、清利头目、滑利关节、增强体质的作用，其弟子吴普施行五禽戏法，"年九十余，耳目聪明，齿牙完坚"。

八段锦适合年老体弱者

八段锦是由八种不同动作组成的健身术，是我国民间广泛流传的一种健身术，在宋代就有《八段锦》的专著，八段锦专为保健而设，动作简单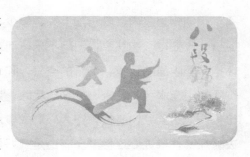易行，不受场地限制，且每一段动作都有运动重点，综合起来，对五官、头颈、躯干、四肢、腰、腹等全身各个部位都进行了锻炼，从而使气血流畅，体力日健，精力充沛，是全面调养机体的健身法。

在运动时要根据个体体质情况而决定运动强度，即"能者多劳"，体质好的人可以适当增加运动强度，体质差的人可适当减少运动强度。

旅游登山老少皆宜

长期蜗居室内，若再加上兴趣较少，人际关系处理不当，很容易让人变得心胸狭窄，闷闷不乐。而走出户外，投入大自然的怀抱：那幽静的环境，清新的空气，和煦的阳光，多姿的花木，绚丽的山光水色，使人心中杂念尽除，烦恼顿消，充满喜悦，无比畅快，达到"悦身性，空人心"的境地。从而缓和心理紧张，去除烦恼，增进心理健康。有道是"好景贪看随日好，余年不计去日多"。因此，旅游也是增进身心健康的一个有效方法。

春夏秋冬四季的旅游，对人体的身心健康均有益处。在不同季节里旅游有不同的感觉。春天，寒冬过去，万物萌生，春风徐徐，细雨蒙蒙。此时旅游，会让人心情舒畅，焕发精神，也会令人消除疲劳，驱除烦恼，有愉悦之感。夏天，阳光明媚，万物兴长，是生长的季节，加之花红柳绿、鸟语花香，人们在户外旅游，饱受大自然的滋养，自然有利健康。秋天是收获的季节，百花结果，秋高气爽，气温适宜，登高临风，放目远望，清气上升浊气下降，尤其能令人"乐以忘忧"。冬天，白雪降临，地封冰结，给人纯洁之感。一年之末，百孔收结，人们有一种想要休息的念头，此时不可委身居室，而应到户外活动，寒风初袭，令人有一种舒畅之感，是健身坚志的好季节。唐代诗人李白作诗云："手持绿玉杖，朝别黄鹤楼。五岳寻仙不辞远，一生好入名山游。"一首诗道出了旅游之乐。

旅游开阔视野，增进知识

祖国的锦绣河山，悠久的历史文化，丰富多彩的民俗风情，说不尽的神话传说故事，品尝不尽的各地风味小吃和名菜佳肴……在辽阔的国土上游历，就好像走进一座巨大的博物馆。可以了解各地各民族的历史、风土人情、文化艺术、饮食习惯等特点，还可欣赏古代建筑艺术，名家碑碣等。走出户外看看外面的世界，能使人开阔视野，扩大心胸，增长见识，明白事理，了解历史，从而使人对事物的认识与理解能力都有所提高。正如荀子所说："不登高山，不知天之高也；不临深溪，不知地之厚也。"有助于正确地认识人生，摆脱烦恼，增强生活的信念，了解丰富的现实。使人消除孤独，增添生活的乐趣。

陶冶情操，享受人生

我国名胜古迹繁多，秀丽的山川无数，各地风俗民情迥异，每到一地都会使人耳目一新，感慨万千，这对于调节精神，提高自身的文化修养非常有益。由于旅游胜地山清水秀，风景优美，鸟语花香，不仅可以一览大好河山的壮丽景色，而且能借以舒展情怀，令人心旷神怡，有益于身心的调养。身处苍翠幽深的崇山峻岭，会使人情动意爽；置身于美丽的湖光山色，使人悠然自得。

锻炼体魄，促进健康

旅游中的登山、涉水、游玩、流连忘返等，都包含着相当强度的体力活动。就拿登山来说吧，可以此锻炼身体，特别是促进心血管系统和呼吸系统的功能，增强骨骼与肌肉的力量，增强身体的新陈代谢，提高身体的抗病能力和对外界环境的适应能力，全面地增进人体的健康。置身于名山大川，能使人呼吸到空气中大量的阴离子，调节其神经系统并增加血红蛋白，加速其肌肉内代谢产物的输送，消除疲劳。同时，还能增强呼吸系统的功能，改善机体对氧气的吸入量和二氧化碳的排出量，促进机体的新陈代谢。

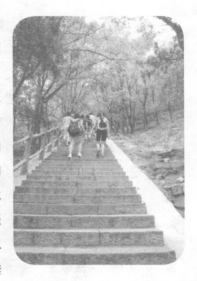

此外，因为行走实际是在进行足底穴位按摩，也加强了骨骼与肌肉的力量，改善了关节的灵活性和柔软性，提高了身体的抗病能力和对外界环境的适应能力。人们在游览之时，精神振奋，烦恼、郁闷烟消云散。休息之时，肌肉由紧张转为松弛，睡眠好，吃饭香，对身体健康有很好的促进作用。身体肥胖者，旅游还可减轻体重。在游览过程中，能受到阳光的沐浴，从而增强体质，有助于健康长寿。

头脑运动

人脑是由数以亿计的细胞组成，是人体运动与精神运动的神奇总指挥。中医认为"脑为元神之府"，脑是精髓和神明高度汇集之处，人之视觉、听觉、嗅觉、感觉、思维、记忆力等，都是由于脑的作用，这说明脑是人体极其重要的器官，是生命要地。目前，患老年性痴呆症者在65岁以上人群中达10%，并有逐年上升的趋势。人们在谈及健康长寿之道时，无不关心怎样拥有一个健全而智慧的头脑。养生之道贵在健脑，健脑是健身的关键。

脑是身体的一部分，要想有一个好脑筋，必须有一个好身体；要养成健康有规律的生活习惯，力求把生活规律调整得像一座自鸣钟一样；还要懂得如何控制自己的感情，不要让不愉快的事老缠着你；不要依靠吃药来增进脑的健康，而要依靠勤奋地、反复地学习，因为智慧的高低主要依赖于脑内神经元线路的连接是否足够丰富，而这种连接又是经过复杂的学习过程才能建立起来的。

"脑愈用愈灵"、"不用则废"的格言是对的，但也别忘了给大脑充分的休息。要做到应当工作的时候就认真工作，应当休息的时候就轻松休息，这样可以大大增强思维能力并提高工作效率。

欲求长寿，切不可纵欲，也不可绝欲。

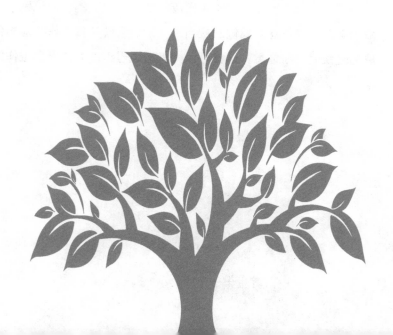

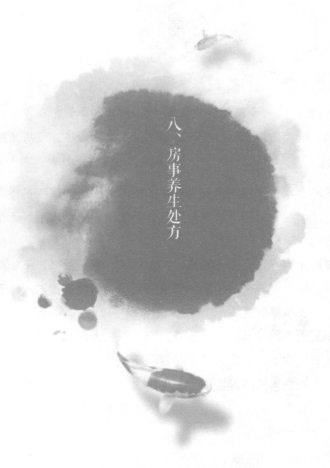

八、房事养生处方

问：历史上的皇帝虽然有许多养生方法，但
　　由于有三宫六院七十二妃，还是让他们
　　短命。那现代社会，还用房事养生吗？
答：房事不可无，成年人没有房事不利于养
　　生；房事不可多，多了也不利于健康。

节宣有和可保精

◎ 历史上的皇帝虽然有许多养生方法，但由于有三宫六院七十二妃，纵欲还是让他们短命。那现在没有妃子了，还用房事养生吗？

历代养生家将保精护肾视为养生的根本法则。在保精护肾方面首重节欲。由此经历了从戒欲到节欲到制欲，再到人不可无欲的思想变迁。

传说彭祖有言："上士别床，中士异被，服药百裹，不如独卧"，主张独卧以养生。早期的道家如老子等认为情欲对人体有害，主张"少私寡欲"。

而中医历来持"节欲"的观点，历代医家大多推崇"节欲保精"。《吕氏春秋》谈道："知早涩而精不竭"，提出应当节制情欲，过之则伤人的道理。后世刘完素也说："精太劳则竭。"朱丹溪教人收心养心，告诫道：善于养生的人，要远离床帷，各自珍重，保全元和。

欲求长寿，切不可纵欲，也不可绝欲。如《千金要方》所言："苟能节宣宜适，抑扬其通塞者，可以增寿。"李鹏飞在《三元参赞延寿书》中写道："男女居室，人之大伦。独阳不生，独阴不成。人道有不可废者"，指出男女之事是人之常情，谓之"人道"。《内经》承认七情六欲是人的天性，不可抑制，也不可使其太过，过犹不及。《素问·上古天真论》提到入房过度，则会伤肾；酒醉入房，真阴容易耗竭，不知道满足，是"半百而衰"的原因，因此切不可酒醉后行房。《论语》中则要求青少年戒色节欲，认为青少年时，精血尚未充足，身体发育还未成熟，若纵欲过度，则有损健康。

张景岳总结了"制欲"的思想。他说，现在的人只知道禁欲即是养生，殊不知心有妄动，精气也会随之耗散消亡，只知禁欲而不知制心，又有什么用呢？"制欲"即控制自己内心的情欲，做到节宣有和，才能增寿。

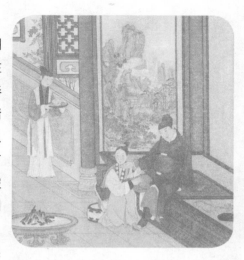

至于节宣的具体实行方法，各家都有很多精辟的论述。如朱丹溪所说："于夏必独宿。"孙思邈则提出不同年龄之房事次数。他说："二十者，四日一泄；三十者，八日一泄；四十者，十六日一泄；五十者，二十日一泄。"还有许多类似的观点，这些观点可以总结为：青年人倡导晚婚，中年人当重节欲，而老年病弱之人应当断欲。这个观点对于现代人的补肾养生同样存在现实指导意义和实用性。

讲究性卫生

不洁的性交会带来各种疾病，尤其是男女生殖器感染性疾病。

性禁忌

"应该禁止与素无感情的女人、孕妇，精力衰竭者、消瘦者、经期的妇女行房事。"这句话是从房事卫生、性心理和优生优育的角度说明房事养生中应该禁忌的事项。

在侍弄花草的同时自然而然地调匀气息、舒展腰身、锻炼筋骨、舒缓情绪，与花草一起呼吸清新的空气，从而达到全面锻炼身体的目的。

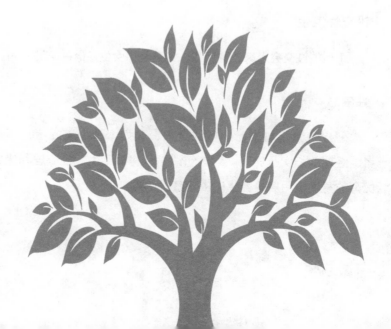

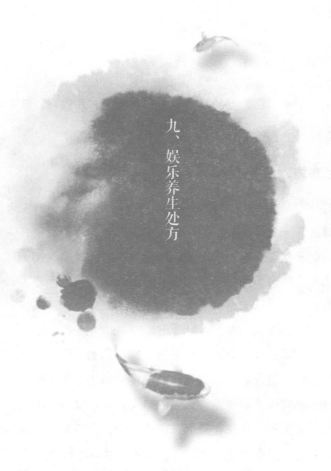

九、娱乐养生处方

问：琴棋书画是如何修身养性的？

答：琴（乐）棋书画，畅情抒志；旅游漫
　　步，开阔胸怀；读书看报，消遣娱乐；
　　花木鸟鱼，怡养性情；种兰布施，怡情
　　宜性。

◎ 琴棋书画是如何修身养性的?

琴（乐）棋书画，畅情抒志；旅游漫步，开阔胸怀；读书看报，消遣娱乐；花木鸟鱼，怡养性情。

1. 种兰布施，怡情宜性

《岭海兰言》说："牡丹为花之王，真王也；兰为王者之香，有其德而无其位，素王也。"又说："兰花仙姿逸韵，有菊花之静，而无其孤；有水仙之清，而无其寒。"《珍珠船》称："世称三友：竹有节而啬花，梅有节而啬叶，松有叶而啬香，惟兰独并有之。"《群芳谱》更将兰推至崇高之巅："蜂采百花皆置股间，唯兰则拱背入房，以献于王，物亦知兰之贵如此。"

有人说"读兰如书，善读可治愚"，种兰的过程其实是学习中国传统文化的过程。通过种花，能慢慢地感悟中国传统文化的精华，细细品味做人的道理、人生的意义，逐步懂得什么是高尚的，什么是完美的。在与花草的亲密接触中，领悟其所蕴涵的人文精神，以达到修身养性以及舒心、健身、益寿之目的。

种花可以舒心健身

种花的乐趣在于整个过程。种花是一种脑力劳动、体力劳动兼而有之的运动。通过种花，可以锻炼体力、脑力，达到身心愉快、健康长寿之目的。在侍弄花草的同时自然而然地调匀气息，舒展腰身、锻炼筋骨、舒缓情绪，与花草一起呼吸清新的空气，从而达到全面锻炼身体的目的。心静则益康，因而种花有潜移默化的健身作用，它一点不比中外推崇的气功逊色。

种花可以增寿益智

现代医学、科学及生活实践
都证明，老人种花是有益健康的，
而且种药还是一种益智、益寿的行
为。

种花需要掌握各种知识。比如
花的构造、色彩、香味等涉及植物
学、化学等学科的知识；花卉与光
照、温度、空气、土壤、水分、营
养元素的关系又涉及自然科学的各
个领域。每个爱好花卉的人都希望
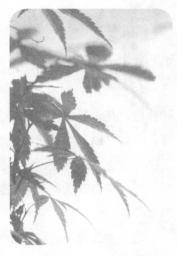
自己亲手培养的花卉能常开常香，这就要求人要多学习，多动
脑，多实践。

2.琴棋书画

琴棋

琴棋书画，素有文房四艺之美称，是中国传统文化中的四种雅趣，是心灵美和艺术美的和谐组合。经常吹拉弹唱、下棋对弈，不仅可以锻炼手和脑的功能，同时也可提高生活情趣，使自己在心理上有所寄托，丰富自己的精神世界，使人振奋，胸怀开阔，这对身心健康是十分有益的。

音乐

我国古代对于音乐与疾病的关系早有研究，在《黄帝内经》中已把宫、商、角、徵、羽五音与人体五脏联系起来。国外学者通过对19世纪末以前出生的90名作曲家、指挥家和119名演奏家、歌唱家的寿命所做的调查，得出一个结论：音乐能使人长寿。

音乐对人的情绪有明显的感染力，这是大家都有体验的。当我们听到轻松愉快的音乐时，会忘却身上的疲劳而觉得心旷神怡；听到哀乐时，则觉得压抑、悲伤；在进行曲中行进时，能精神抖擞，有昂首阔步去争取胜利的信心；做体操时有音乐伴奏，随着高扬的旋律，使人增加了健康美好的感受。相反，当听到杂乱的噪声时，人们就会觉得烦躁不安。

现代科学认为，音乐之所以能够治病，因为人体是由许多有规律的振动系统构成的。人的脑电波运动、心脏搏动、肺的舒张或收缩、肠胃之蠕动以及自律性神经活动，都有一定的节奏。当一定频率的音乐节奏与人体内部器官的振动节奏相一致时，就能使身体发生共振，产生心理快感。同时，令优美动听、明朗轻快的音乐声波作用于大脑，能提高人的神经细胞的兴奋性，通过神经和体液的调节，使人体分泌一些有益于健康的激素。它们在调节血流量、改善血液循环、增强胃肠蠕动、促进唾液等消化液的分泌，增进食欲和加强新陈代谢方面都有重要的作用。从而能使人消除疲劳，精力更加充沛，并有利于增强机体的免疫功能，使人延年益寿。

目前，英、美、日等国的很多医院，都采用音乐治疗法，如每天饭后听三次音乐，以治疗神经性胃炎；让高血压病人听轻松、抒情的音乐，以降低血压；给受惊吓的病人听柔和乐曲，以减缓其紧张感。瑞典的医学研究者证明，对老人播放旋律优美的乐曲，能延缓大脑衰老的速度，唤回失去的记忆。实验证明：清晨，以选用舒伯特和肖邦的钢琴、小提琴独奏、协奏曲或室内乐曲为宜，也可选用其他中速、柔和、抒情的乐曲；早、中、晚三顿饭之间，以选用亨德尔、巴赫或施特劳斯的凯旋曲、弥撒曲、进行曲或圆舞曲为宜，因为这些音乐有助于增强信心，振奋精神和提高竞技能力；晚饭后，宜选用较随便、轻快、活泼的音乐小品；临睡前，选用各种摇篮曲和慢速度的乐曲催眠，效果明显。因此，培养对音乐的爱好，不仅可以丰富人们的生活内容，获得美的享受，而且能增进人体的健康。

围棋

据科学家们分析，正常人的脑细胞大约有300亿个。可是人一生中

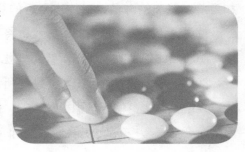

不过只使用1/10左右，其余9/10基本处于闲置状态。而棋艺却有益于增强脑功能。下棋，包括中国象棋、围棋、国际象棋、跳棋等形式，不但是紧张激烈的智力竞赛，而且也能够有效地锻炼思维，保持甚至增强人的记忆力，使思想更加活跃，有利于身心健康，延年益寿。故自古就有"善弈者长寿"之说。

唱歌跳舞

因为唱歌有益大脑的逻辑思维，且唱歌时声带、肺部、胸肌等均能得到良好的锻炼。科学家发现，唱歌能使人的血液成分发生变化，有助于提高人体的免疫力，还能显著激活人的情绪。法兰克福大学的专家选择了该市一个职业唱诗班的成员作为研究对象，对他们排练之前和之后的血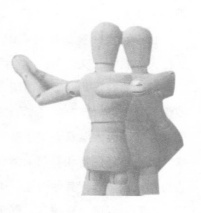液进行了检验和对比。结果发现，排练之后，这些歌手的免疫系统中像抗体一样发生作用的蛋白质——免疫球蛋白A和抗压力激素——氢化可的松的浓度都有了显著提高。

唱歌除了会对心情有潜移默化的影响之外，还能强身健体，加强胸廓肌肉的力量，锻炼出平坦的腹部。它有几个严格的步骤。首先，用口、鼻垂直向下吸气，将气吸到肺的底部，不要抬肩，小腹始终保持收缩状态。背部挺立，脊柱几乎不动，屏住呼吸，然后，再缓缓将气吐出，这就是所谓气息的对抗。在呼和吸的过程中，整个身体都是积极放松的，紧张的部位就是横膈膜、两肋，要把气息控制在这里。平时我们咳嗽或笑的时候，可以明显感觉到它们的支持作用。

跳舞是一种将舞蹈和音乐结合在一起，有益于身心健康的文化娱乐活动。

跳舞还可以增强心肺功能，跳舞时心跳及呼吸加快，心肌收缩加强，可预防冠心病，也可以调节新陈代谢。研究表明：跳舞可以使新陈代谢率增加60%—80%；跳快三步、快四步还会增长更多。有些患代谢性疾病者通过跳舞使疾病得到防治。比如，糖尿病患者跳舞可降低血糖，超重者跳舞可起减肥作用。除此之外，跳舞还可以安定神志，跳舞可以缓和神经和肌肉的紧张而起到安神作用，在服安眠药半小时后，药效才能达到顶点，而跳轻快的狐步舞，舞后就可见效。特别是脑力劳动者，可使处于紧张状态的大脑皮层细胞得到放松，获得最佳休息。

跳舞的注意事项：

1．节奏要适宜，不宜跳过于剧烈的舞。老年人心血管弹性较差，过于剧烈的舞会使交感神经过度兴奋，导致呼吸加剧，心跳加快，血压骤升，可诱发或加剧心脑血管疾病。

2．饱腹慎起舞。饱腹跳舞会影响消化功能，导致胃肠道疾病的发生。

3．寒温要注意。注意不要让身体骤然降温。跳舞可能会使身体出汗或产生口渴的感觉，所以在跳舞时，不要随意脱衣，以防感冒或引发其他疾病，也不要过多饮冷饮，以免因低温的刺激引发呼吸道、消化道疾病。

4．切忌酒后跳舞。酒能刺激大脑，使心跳加速、血管扩张，酒后起舞还会诱发心绞痛及脑血管意外。

5．不宜穿硬底鞋。舞场地面平滑，穿硬底鞋跳舞容易滑倒，要当心扭伤或发生骨折，同时硬底鞋弹性差，地面反作用力也大，对小腿肌腱和关节组织也有损害。

6. 有病当谨慎。对于患有心血管疾病者，跳舞易导致血压升高，发生心血管疾病；患有疝气、胃下垂、脱肛者可能因跳舞加剧症状；患有耳源性眩晕、颈椎综合征等头晕症的人，常易摔倒，严重者甚至会发生骨折；患有传染性疾病的人更不宜跳舞，以免传染他人，同时也会影响自身康复。

书画

练习书画，既是一种艺术享受，也是一种心理保健法。无论是过去还是现在，书画家大都长寿、朗健，说明习作书画是一种很好的养生方法。书画活动尤其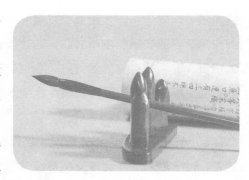对老年人来说，是一种轻松愉快、挥洒自如、寄情寓兴的文雅活动，它的好处也是多方面的。

1. 书画能修身养性

首先，书画活动都要求练习者"专心致志"、"心不二用"。人们在临池写字作画时，精神格外集中，意兴特别高昂，这种专心可使人宁心静气，杂念全消，有养心助心之功能，与太极、气功有异曲同工之妙。

中医认为："意以行气，气以行血。"书法绘画必先静心，心情好的时候，能够乐在其中；心情低落时，亦可大笔一挥，悠游其间，以去忧解闷。因此，挥毫可以说是抒发情绪、陶冶性情的心灵良方。

古今书画大师都强调书画家的人品即人格修养的重要性，认为只有人品高，书品和画风才能格调清新，雅而不俗。强调人品修养，就是要书画家养成眼界开阔、心胸博大、温和谦让、虚心求进、平易近人、勤奋好学、助人为乐等优秀的道德品质。通过习练书画，可以调节情绪，疏肝理气，平肝潜阳。有人将经常练习书画者与初学书画者进行对照观察，结果两组血压均有不同程度的下降，但经常练习书画者的降压程度明显优于初学书画者。书画疗法有降压作用，是因为人们挥毫之时或潜心欣赏书画时，逐渐排除杂念，忘却病痛。因而可以使郁结的肝气得以疏解，上亢的肝阳得以下降，上升的血压得以降低。

人格修养有利于促进人体健康，这是因为品格高贵的人善于自制，情绪相对稳定，不轻易动怒生气，而这对促进健康是大有好处的。

2. 写字作画健身益脑

习书作画时头部端正，两肩平齐，胸张背直，两脚平放。此时精力集中，宠辱皆忘，心正气和，灵活自若地运用手、腕、肘、臂，调动全身的气和力，使全身血气通融，体内各部分机能得到调整，使大脑神经的兴奋和抑制得到平衡，促进血液循环和新陈代谢，并能使全身肌肉保持舒适状态。

练字画画时，要求气沉丹田，运劲于指端，才能做到"力透纸背"、"入木三分"，这是一种用意念引导的功力，含有气功锻炼的要素在内。所以有人把练书法、绘画比作"不练气功的气功锻炼"。不同的是，书画练习摆脱了气功为练而练的单纯，将身心锻炼寓于艺术娱乐活动之中，更能体验到创作后的欢乐和美的享受，因而书法绘画又被人称为"艺术气功"。北宋书法家黄庭坚书论：用笔要旨在于"心能转腕，手能转笔，书字便如人意"。如书写者的提按、顿挫、转折、徐缓、顺逆，而产生线条尖钝、方圆、肥瘦、柔刚、干湿的变化，均说明书法是一种表达意念及练气的运动，对于体能及心性的锻炼都会有帮助。

同时，习书作画离不开文化素质的培养和语言知识的学习，书法、绘画自古而今，从中国风格到国外流派，涉及的学说、理论及知识非常广泛。对于各种书画知识的学习，有助于人们预防大脑的衰老和退化。

书画的注意事项：

1. 勿过久。每次练习书画的时间不宜过长，每次时间以30到60分钟为宜，不宜操之过急。

2. 勿过劳。绘画时要注意自己的心情，若情绪不良时不必勉强，劳累之时或病后体虚，不必强打精神，本已气虚，再耗气伤身，会加重身体负担，不易恢复。

3. 饭后慎。饭后不宜立即写字作画，饭后伏案会使食物壅滞胃肠，不利于食物的消化吸收。

4. 睡前慎。临睡前1小时不宜进行书画练习，否则会影响入睡。

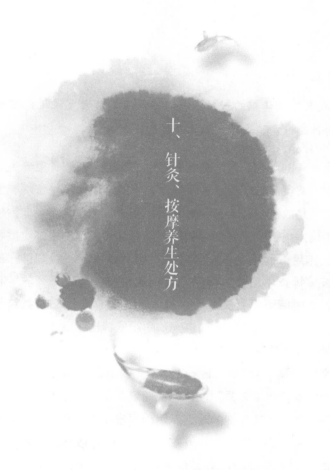

十、针灸、按摩养生处方

　　问：我认识的一位朋友其实没有病，可是最近他定时到医院的针灸推拿科找大夫保健，这是什么道理？

　　答：让我来教给你一些保健的穴位和疏通经络的简单方法。

针灸养生

◎ 我发现我认识的一位朋友其实没有病，可是最近他定时到医院的针灸推拿科找大夫保健，这是什么道理？

运用针灸的理论与方法来达到养生的目的，就叫针灸养生。包括针刺、艾灸。古人在《黄帝内以》中的《素问·刺法篇》里就记载了"是故刺法有全神养真之旨，亦法有修真之道，非治疾也"。明确指出针灸术有保全精神、调养真气、维护机体自然状态的养生作用，而不是单一为治疗疾病而设置的。我国第一部针灸专著《针灸甲乙经》指明了针灸的首要任务在于"养"和"调"，同时阐述了针灸养生的基本原理是调节阴阳，益精气神。"若要安，三里常不干"这一预防观的提出，则更是古代针灸涉足保健养生的最好例证。

医家们强调了督脉、任脉在养生上的重要作用，称任、督"为生养之本，调摄之源"，认为"任衰身谢，督损命终"，提出"明任、督以保其身"的观点。明确提出了养生于无病时，常灸关元、气海、足三里等穴，虽未得长生，也可以延年益寿。

针灸养生涉及预防疾病，促进和调节新陈代谢，益脑、宁心、助消化、增强性机能，以及健肤美容，滑利关节等诸方面的作用。除针灸、指针、拔罐外，还包括一些能给经络脆穴以良性刺激的器械及其方法，如激光针、穴位注射、穴位埋藏、药物贴穴以及磁片贴穴等法。

在针灸实践中，依据针灸养生的基本原理，并按一定的选穴配方原则，将具有调摄、强壮、颐养功能的穴位组成相对固定的配穴，即为针灸养生配穴。现结合个人实践体会，举述几组常用配穴。

调摄督任

大椎 关元　大椎穴多以针刺。用30号毫针，直刺1寸左右，得气为度，留针30分钟。关元穴多以艾灸。用麦粒大艾住7—20壮，枣核大艾住3—5壮即可；若以艾条悬灸，每次30—60分钟，每周1—2次。拔罐、贴穴、穴位注射、埋藏等法亦可。

大椎长于疏通督脉，循络脑系，刺之能通阳静脑，清热除烦，益智提神。关元位居下焦，裹诸阴而长于流通任脉，灸之以鼓舞任脉经气，抑阴振阳，温暖下元，补气生精。两者合用，共达调摄督任，平调阴阳，对正常人更能起到保健益寿之作用。

温行气血

膻中、膈俞　二穴均以艾灸为主。用麦粒大艾住20—50壮；或半枣核大艾住5—7壮。每周施行1次。若以艾条悬灸，每穴每次30分钟，每周3次。刺法、拔罐、贴穴、埋线等法均宜。

对膻中艾灸，既补益肺气，鼓舞宗气，又温补心阳，鼓动血运，一穴关乎心肺两脏；膈俞善行血分，艾灸之，鼓动血中之气。二穴相伍，一居阴，一处阳，居阴者鼓气，处阳者走血，两者同施，共奏运行气血之功。适用于动则气短，精力不足，失眠少寐，情志不宁，面失华色等。正常人常施此方，可以增气力，提精神，好颜面。

宁神益智

四神聪（百会）、涌泉　四神聪穴4点各以30号1寸长毫针

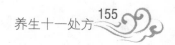

离心向刺入0.7寸，有轻微胀感即可。4针毕，针尾正好会于百会之上。非肝阳、心火旺者，以艾条悬灸于百会穴上，既温针四神聪，又温灸百会穴。若不针刺，可以麦粒大艾住，于4点各灸15壮左右。涌泉穴施以指针扪法，左、右各5—10分钟，酸胀温热为度。每周施术3次，以1月为期。每于深秋、初夏前各施术1月。长期神经衰弱的人，每15次后，休息半月，再施行15次。贴穴、激光、电梅花针等法均可施行。神聪（百会）居顶，从上治下，加温针灸，温阳启督（脉），升提中气，增强大脑工作能力；涌泉处足底，从下引上，育阴潜阳，并循足少阴肾经之脊行线，协督脉入脑系。两穴合用，健脑益智，既"醒"脑提神，又安神宁志。适用于因为辛劳过度、房事失节、处心积虑、耗血伤神致健忘眠差、头晕心慌、神疲乏力、短气太息的人。对没有症情表现的正常人，按法施之，自可以强健脑力，提神益智。

调养精气

肾俞 命门 太溪 太冲　四穴均以30号毫针，直刺0.7—1.5寸，得气后留针。除太冲外，并温针灸各3—5壮。肾俞、命门二穴也可以单灸不针，用麦粒大艾住各灸20—50壮；或枣核大艾烧隔姜灸，每穴次5—7壮；或艾条悬灸，每穴30分钟。本方于深秋后可每周1—2次，春夏季则半月或1月1次。贴穴、穴位注射、埋藏等法均可。肾俞乃背俞穴之一，功能为强腰补肾，生精益髓，增进性机能。与命门合用，更能温补真元之气，壮阳健脑。太溪乃肾经原穴，可滋阴润脏。太冲系肝经原穴，平阳柔肝，与肾俞、命门合施，同调下元阴阳之气，合化乙癸精血源流。不仅适用于劳伤日久，精气消耗及病后身体虚弱等因素所致的腰府酸软如坠，神疲精萎，惊惕多梦，情绪易于波动，精少无子，宫冷不孕，性机能减退，形体衰惫等，对于常人，到了中年以上，常施本方亦能养护精气，润利关节窍道，延年益寿。

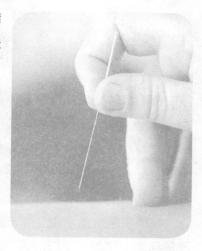

容颜三白

阳白 四白 太白　阳白、四白二穴，用32号毫针，向不同方向横刺。0.5—1寸，有酸胀感即可，轻捻转，不提插，留针30分钟；太白穴用30号毫针，直刺0.5—0.7寸，得气后两侧同时行针约3分钟，留针。阳白，足少阳经脉行于颌面之住留穴，沿皮刺可以改善皮下微循环，增强肌肤营养，能润肤、紧额、消皱。四白则功能相近而主颜面，与阳白相合可调摄上下睑肌的张力强度。太白，足太阴脾经原穴，取脾主四肢肌肉之意，促进颜面肌肤吸收营养。三穴合用，润肌泽肤，好颜华色。为针灸美容的基本穴方。

按摩养生

1. *摩手*

两手合掌搓热如洗手动作，左手紧握住右手背用力摩擦一下，接着右手紧握住左手背摩擦一下。相互共摩擦100次（一左一右为一次）。

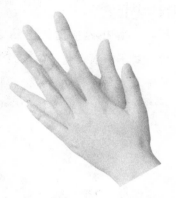

根据中医经络学说，手三阳经是从手走向头，手三阴经是从胸走向手。手是手三阳经和手三阴经的起止点，所以干沐浴先从手做起。摩擦手，能使手上气血调和，十指灵敏，有助于经络畅通，便于以后做功。手部与脏腑有着密切的关系，手部揉搓可起到点穴、按穴，调理五脏六腑和全身经络的作用。

2. 摩臂

右手掌紧按左手腕里面，然后用力沿臂内侧向上擦到肩膀，由臂外侧向下擦到左手背。如此往复共擦50次。之后，再用左手如上法擦右臂50次（一往一复是一次）。

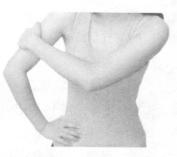

臂部有三个重要关节，正位于经络脉路的要道之上，故稍有不适就会影响全身活动。摩臂法能促使关节灵活，防止关节发炎，并能通经活络，防止臂膀酸痛。因受寒而臂痛者可加做此功，次数可增加一倍，如能做几百次，疗效会更加显著。但因发炎而臂部热肿痛者，不可做此功。

3. 摩头

先把两掌相贴来回搓擦至两
掌发热。接着，两手掌按住下颌，
食、中二指按住鼻翼，沿鼻上推至
前额，稍用力向两旁分开下推到下
颌，再翻向头后两耳上，轻轻推过
头顶，再回到前额，这是一次，
共推50次。接着，用十指指肚或指
甲，均匀地轻揉整个头部的发根

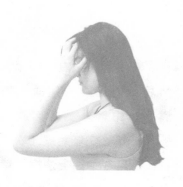

10—20次。最后，用两拇指由太阳穴附近向头上部捋；捋至头顶
后，五指靠拢向下捋；捋到项部，算做一次。这样捋50次，有助
于降低血压。如血压过高，可加捋100次左右。

头为一身之主宰，依中医来说是诸阳所会、百脉所通，因此
要特别注意加以养护。摩头之法可以促进诸阳上升、百脉调和、
气血不衰，故久做摩头之法的人至老面色红润、不生皱纹。毛发
的毛囊和血管末梢相连接，轻轻揉发能改善头部末梢血液循环，
既能疏散血液过多的充血现象，有助于防止脑溢血，又能引血上
行，克服脑缺血等症。由于揉发能直接活跃其生理机能，所以常
揉发还有可能使落发重生。

4. 摩眼

用两手拇指分别按两侧太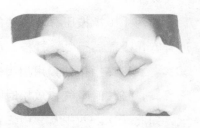
阳穴旋转揉动十次，再向相反
方向揉动十次。食指屈曲，用
食指的第一节凸内侧，贴住攒
竹刮至丝竹空，继而伸指，以
食指第一节凸，贴住睛明穴、沿下眼眶刮至瞳子。此为一遍，反
复要练习30遍。放下双手，双掌互搓，至掌心发热，将掌心按在
两眼上，双掌作顺逆时针揉动各50次。用掌缘揉眼角及太阳穴，
顺逆时针各50次。以四指按住额头，以拇指肚抵住两眼睛明穴、
上眼眶及攒竹穴，揉按50次。用两手食指按住睛明穴，各揉摩50
次。用两手食指揉按承泣穴50次。

按中医理论，眼的功能同五脏有关，所以有肝肾病的人其
瞳子多昏暗。摩眼可使眼部气血畅通，肌肉保持丰满，到老也不
会发生眼睑下垂现象，此外对预防近视和远视也有一定作用。太
阳穴附近毛细血管非常多，揉动此处可以通经活络、抵抗外邪侵
袭，揉后使人感到特别舒适，有助于治疗头痛、头昏。

5. 摩鼻

用两手中指按压鼻翼两旁的迎香穴，吸气后行之，揉按点压30次。食中二指相并，用指腹按压鼻翼，按住时吸气，放松时呼气，如此30次。两手食、中二指相并，用指腹沿鼻梁骨两侧上下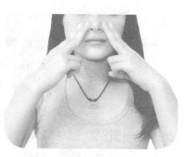往返用力各擦30次（上擦到眼下部，下擦到鼻孔侧面迎香穴）；冬天或天气骤冷时可增加到50次。擦鼻时，两手可以一同向上或向下擦，也可以一手向下另一手向上，交叉起来擦，一上一下为一次。

擦鼻两侧，可使鼻腔血液畅通，温度保持正常，从而可使吸进的氧气变温，减轻冷空气对肺脏的刺激，这自然有助于免除咳嗽、防止感冒。

6. 摩胸

先用右手掌按在右乳上方，手指向下，用力推到左大腿根处；然后再用左手从左乳部上方同样用力推到右大腿根处，如此左右手交叉进行，各推十几次。此功卧着做时，可先把右手按在左乳部，手指向 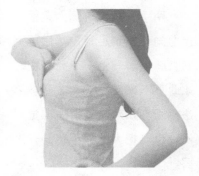 上，用力擦到右大腿根部。然后，把左手按在右乳部，手指向上，用力擦到左大腿根部。一左一右为一次，可连续擦50次。用右手掌紧贴于左胸部，沿锁骨下方胸大肌由内向外揉按，顺序是由上而下，一直到肋间，力量适当均匀，如此往返持续10—20遍，以局部有酸胀或舒适感为宜。一手拇指紧贴胸前，食指、中指紧贴腋下，相对用力提拿，在提拿操作过程中配合呼吸，一呼一吸，一提一拿，手法缓慢而有节奏，由内向外，一般10—20次为宜。用右手大鱼际和小鱼际，紧贴胸部表面皮肤，从内向外，沿肋间用力往返摩擦，但用力不宜过度，防止擦破皮肤，以擦到局部发热为度。右手五指微屈，以掌心拍击胸部，拍击时呼吸要均匀，切勿屏气，力量适度，不宜太重，连续拍击20—30次。

7. *摩腿*

两手先紧抱一侧大腿根。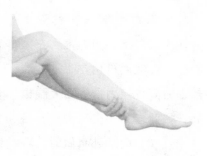
用力向下擦到足踝，然后再擦
回大腿根。一上一下为一次，
如此上下来回擦30次。两腿擦
法相同。如对这种擦法感觉不
便，也可把大腿和小腿分开来
擦。

腿是负担上体的骨干，有三个关节，而且是足三阳经和足三
阴经的经络要路。因此，摩腿功可使关节灵活，腿肌增强，有助
于防止腿疾，增强步行能力。

8. 摩膝

　　两手掌心紧按两膝，先齐
向外旋转30圈，继向内旋转30
圈。

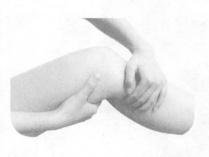

　　膝关节在人体活动时承受
的重量最大，而且多横纹肌和
软骨韧带组织，血管的分布较
少，故最恶湿怕寒，也最容易发生劳损。如能经常左右揉擦，则
可增高膝部温度，祛除寒湿，灵活筋骨，从而增强膝部功能，有
助于防止关节炎症。

遍体按摩干沐浴，雨露化春万物理。

揉摩推捏渐次行，舒经活络驻容宜。

自手臂头眼耳鼻，摩腹搓胸多揉脐。

推搓腰肾加捶骶，抒推双腿揉摇膝。

扳趾揉腰拉筋意，搓热足心拍跟底。

旋颈扩胸并举臂，脚心至少八十一。

凡所浴处皆数九，返老还童不为奇。

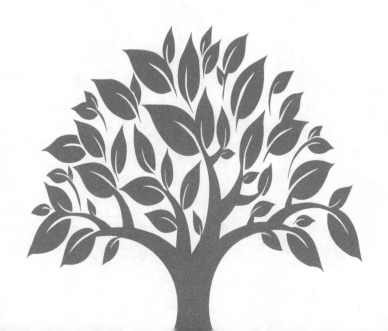

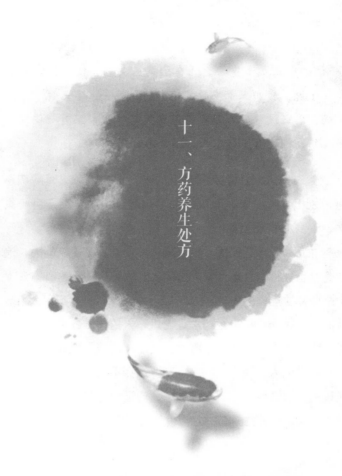

十一、方药养生处方

问：我认识的一位老中医九十岁了，还在给病人看病，他哪里来
　　的精力，老先生说，我四五十岁时就吃中药来保健了。不是
　　说"是药三分毒"?怎么没病的人还要吃药保健呢?家里有一
　　些补药礼品,不知怎么用?

答：中药只有小部分有毒的，一般是在中医师开的处方里，针对
　　病人，起到"以毒攻毒"的作用。大部分中药既可以治病，
　　又可以养生保健。口味好的中药在厨房，口味不好的在药
　　房。在医生指导下利用好中药可以养生防病。

◎ 一位老中医九十岁了，还在给病人看病，他哪里来的精气神，老爷子说，我四五十岁时就吃中药保健了，不是说"是药三分毒"吗？怎么没病的人还要吃药保健呢？我家里有一些朋友送的补药礼品，可是有了好东西，不知怎么用？

无论亚健康的人，还是疾病在身的人，根据中医望闻问切诊断，均可辨别出身心证态，有证态即可用药来调整，纠正身心失调或虚弱，让身心状态更好。

能够补益正气，改善脏腑功能，增强体质，提高抗病能力，治疗虚证的药物也被称为补虚药或补益药。药物养生法，这种方法尤其适用于那些体质虚弱的中老年人。每个人的身体情况不同，所需要的补益品也不相同。从中医药学理论讲，人的体质分为虚证和实证两大类，实证体质的人就不宜服用补益品，也就是说补益品主要适于体质较虚弱的人。而不同的虚证又要选择不同的补益品，这就是中医所讲的"辨证施治"。在中医中，虚证分为气虚、血虚、阳虚、阴虚四大类，而补益中药的分类也与此相应。

补益中药的分类

与虚证的分类相对应，补益中药分为补气药、补血药、补阴药及补阳药四大类。

补气药

包括人参、西洋参、党参、太子参、灵芝、黄芪、白术、山药、扁豆、甘草、大枣、蜂蜜等。

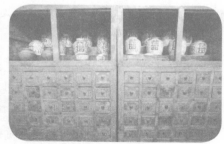

补气类中药能够增强人体的活动能力，特别对心脾肺两脏的生理功能有显著的滋补作用，主要适用于治疗心气不足、脾气虚弱或肺气虚弱等证。中医认为：心气不足，易出现气短、心慌、胸闷、倒汗、头晕等，脾气不足，身体就会出现精神疲倦，四肢无力，食欲不振，腹胀便稀烂，甚至脏器下垂等症状；肺气不足，就会出现少气懒言，动则气喘，易出虚汗等症状。有如上症状者可选用补气药进行滋补。

补血药

包括当归、熟地、何首乌、阿胶、龙眼肉、三七（熟）等。

补血类中药能够滋补阴血，促进心、肝、脾、肾诸脏功能。中医认为"心主血脉"，"肝藏血"，"脾统血"及"肾藏精"，"精血同源"，所以心肝脾肾诸脏均与血液的生成有关。血虚证者除表现出面色、唇色、指甲等颜色变化外，还常有头晕、头痛、脱发、失眠健忘，多梦易惊等病症。宜用补血药进行滋补。

补阴药

包括沙参、麦冬、天冬、石斛、玉竹、黄精、百合、枸杞子、桑葚、墨旱莲、女贞子、龟板、鳖甲、黑芝麻等。

补阴类中药能够滋养阴液，生津润燥，特别对肝、肾两脏有较强滋阴作用。阴虚者主要是机体内的阴液不足，有虚火妄动、手足心热、口燥咽干、大便干燥腰膝无力，牙齿松动，头晕耳鸣等症状。可选用补阴药进行滋养。

补阳药

包括鹿茸、黄狗肾、紫河车、蛤蚧、冬虫夏草、胡桃仁、肉苁蓉、锁阳、巴戟天、淫羊藿、仙茅、杜仲、续断、狗脊、骨碎

 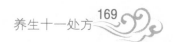

补、补骨脂、益智仁、沙苑子、菟丝子、韭菜子、葫芦巴、阳起石等。

补阳药又称助阳药或壮阳药，能够扶助人体的阳气，促进机体的气化功能，特别对肾阳不足者有明显的增强作用。肾阳为人体阳气之根本，全身各脏腑器官的阳气均有赖于肾阳的温煦和鼓舞作用。肾阳虚，则全身温煦的功能下降，出现畏寒怕冷，腰膝痿弱，夜尿频数，四肢不温及性功能减退的病症。此类情况宜选用补阳药进行补养。

注意事项：补勿过偏，不无故进补。

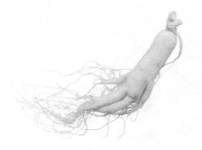

1. 人参

每日治疗常用量为5—10克，养生保健用量为1—3克。

用法：

嚼化服：将人参薄片或参须段直接放入口中，慢慢含化，待无参味时嚼服。此方法为清代宫廷服用人参的常用方法，如乾隆皇帝经常嚼化人参，活到了89岁，是中国历史上最长寿的皇帝。

泡茶服：将人参切为薄片或将参须切为小段，用开水冲泡代茶饮服，待多次冲泡参味变淡后，将参渣嚼服（所谓泡茶服，是指将人参片或参须采用日常泡茶的方法浸泡，然后如喝茶般慢慢饮用，而不是将人参与茶共同泡服）。

浸酒服：最好用全须生晒参或鲜参放入高度白酒中，浸泡1个月后，待酒中有明显参味时再服用，每天饮酒不超过一两。可随服随加入新酒，待参味淡时，将参取出蒸服。

吞　服：将干燥后的人参研成细粉，装入胶囊，用温开水送下。以上服用方法以嚼化服为最佳，泡茶服次之。

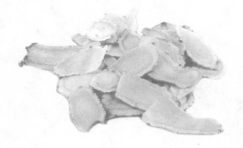

2. 西洋参

每日治疗用量为5~10克，养生保健用量为3~5克。

用法：

噙化服：将西洋参薄片直接放入口中噙化，待无参味时嚼碎吞下。

泡茶饮：将西洋参薄片用开水浸泡，代茶饮。

吞　　服：将西洋参研成细粉，装入胶囊，用温水送服。

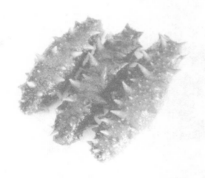

3. 海参

将发泡熟的海参早餐时食下，每天一个。

用法：

煎水服：将海参煎水半小时，调味后连汤水带海参服下，每
日1个。

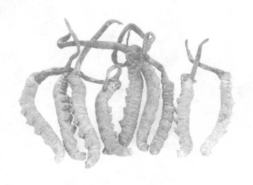

4. 冬虫夏草

每日治疗用量为3~6克，养生保健用量为1~2克。

用法：

煎水服：煎水一个半小时，连水带药服下，每日1~2根。

吞　服：将冬虫夏草研成细粉，装入胶囊，用温水送服。

浸酒服：将药放入高度白酒中，浸泡半个月后，待酒中有明显药味时再服用，每天饮酒不超过一两，可随服随加入新酒，待药味淡时，将药取出蒸服。

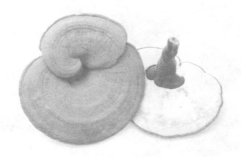

5. 灵芝

每日治疗用量为10~20克，养生保健用量为5~10克。

用法：

煎水服：煎水一小时，药水服下。

浸酒服：将药放入高度白酒中，浸泡半个月后，待酒中有明显药味时再服用，每天饮酒不超过一两。可随服随加入新酒，待药味淡时，将药取出蒸服。

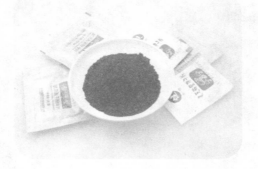

6. 灵芝孢子粉

每日治疗用量为3~6克，养生保健用量为1~3克。

用法：

吞　服：将灵芝孢子粉研成细粉，装入胶囊，用温水送服。

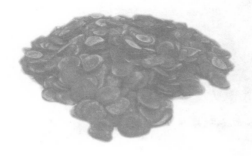

7. 鹿茸

每日治疗常用量为5~10克，养生保健用量为1~3克。

用法：

煎水服：煎水一小时，药水服下。

浸酒服：最好将药放入高度白酒中，浸泡1个月后，待酒中
有明显药味时再服用，每天饮酒不超过一两，可随服随加入
新酒。

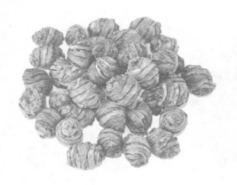

8. 铁皮石斛

每日治疗用量为5~10克，养生保健用量为3~5克。

用法：

煎水服：煎水一小时，药水服下。

浸酒服：将药放入高度白酒中，浸泡半个月后，待酒中有明显药味时再服用，每天饮酒不超过一两。可随服随加入新酒。

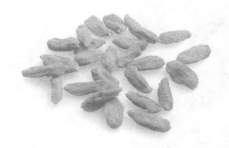

9. 枸杞子

每日治疗常用量为5～15克，养生保健用量为5～10克。

用法：

嚼　服：将枸杞子直接放入口中嚼碎细细吞下。

泡茶饮：将枸杞子10粒用开水浸泡，代茶饮。至味淡后将枸杞子嚼服。

煎水服：煎水一小时，药水服下。

浸酒服：枸杞子100克，白酒500克，将枸杞子洗净浸泡于高度白酒中，15天后每日饮用一两。

"六多六少"养生箴言

多一些运动，少一些应酬

多一些天然（食品），少一些合成（食品）

多一些蔬果，少一些肥肉

多一些粥汤，少一些鲍翅

多一些茶饮，少一些烟酒

多一些休息，少一些加班

"十不"养生歌

穿衣不过暖

饮食不过饱

身劳不过累

休闲不过安

运动不过强

说话不过多

喜欢不过狂

郁怒不过暴

思考不过虑

名利不过求

后记

　　写完这本小书，多年来的愿望终于实现了，心中的负担也放下了一些。因为书中告知了健康的读者如何继续保持健康，千万不能骄傲！也告知更多的亚健康读者，赶快行动，从今天开始改变自己的健康理念，改善自己的生活方式，并使健康的生活方式形成常态，坚持下去。对已经生病的读者而言，这些知识就不够充分了。在临床中，作为一名有29年行医经历的医生，当面对非常信任你的病人时，你还是会有很多话要叮嘱。生怕哪句话没说到，病人在治疗过程中又会出现问题，这些话对医生来说是医学常识，但对病人而言却是很重要的知识，许多病人经常会在拿到处方后询问，我还要注意哪些问题，比如如何运动？如何饮食？哪些多吃些？哪些少吃些？情绪上如何调节？这些问题需要医生指导，病人去做的调护方法，我叫它副医嘱。对病人来说，这些嘱咐跟处方同样重要，但有时在临床上却容易被忽视。我的经验是跟病人交流越充分，对病人帮助越全面，取得的治疗效果就越好。所以，我还有许多话等待有机会再和大家交流。

在这本书编写的过程中，李天罡、韩朝鲁门帮助找查阅、整理了我微博中的许多资料，并参与书中许多插图的设计与制作，也参考了我主编的另一本书《治未病，延年益寿》。

在此，我要感谢为这本书的编写和出版付出许多努力的人，感谢徐安龙校长的鼓励和支持，感谢敬天林先生给予我的无私帮助，感谢洪涛的理解认同，一同见证我研究成果的出版。特别感谢三十年来我的恩师孔光一教授，他的关心与指导让我在中医研究的道路上充满力量，不断前行。

愿这本书伴随读者朋友们度过健康快乐的每一天！

谷晓红

于翠湖 2013年12月9日